中年
不憂鬱

和田秀樹 著　黃薇嬪 譯

前言

五十歲是轉型期

「人過了五十歲，體力就急速衰退。」

「最近好多事都覺得力不從心……」

我們經常會聽到四、五十歲的人這樣感嘆。前幾天也有這個年齡層的男性因為「最近睡不好」、「一直覺得很憂鬱」來找我諮商。

事實上，人類的身體在四、五十歲這個階段正在經歷大轉變。

四十歲起，腦也開始出現老化現象，如前額葉開始萎縮、血清素等腦神經傳導物質減少等。

男性的睪固酮（男性荷爾蒙）、女性的雌激素（女性荷爾蒙）分泌也逐漸減少，雙方都有中性化的趨勢，隨之而來的就是有些人會出現疲勞感與倦怠感、憂鬱傾向、熱潮紅、手腳冰冷、盜汗、心悸等所謂的「更年期障礙」症狀。

一般人往往以為更年期障礙只會發生在女性身上，實則不然。

女性荷爾蒙會在五十歲左右急速減少，相反地，男性荷爾蒙則是從二十幾歲起就在持續緩慢減少，因此中高齡男性即使感覺自己的體力和精力漸衰，卻很少有自覺是更年期障礙，只以為是普通的疲勞、壓力，或是年紀大了的緣故，甚至很多人只顧著忙工作，根本沒有理會這些警訊。

然而，「怎麼睡都無法擺脫疲勞感」、「早上總是爬不起來」、「沒有食欲」、「沒有工作動力、覺得上班很痛苦」等症狀頻繁發生時，就必須注意了。

這很有可能是更年期障礙或「憂鬱症」，如果沒有積極處置，憂鬱症狀將會更加惡化。

五十歲不僅身體出現變化，也要面臨環境的重大改變。

上班族在這個年紀，多半是管理階層或有下屬，責任變重，也更容易累積壓力。

接著過了五十五歲之後，由於距離六十幾歲的退休年限不遠，多數上班族可能被調派至非管理階層的職務，甚至是降薪，因而認清自己已無嶄露頭角的機會；過去為了公司犧牲奉獻、忙碌工作的人面對這樣的變化，有時會找不到工作動力與生活目標，因為喪失精力與自信。

此時若正好需要照顧父母或父母過世，有些人就會開始出現憂鬱症狀。

在這個身體和環境都很容易感受到大幅改變的五十歲階段，既是百歲人生時代的折返點，也是逐漸看見自己衰老、從成年人變成老年人的時期。

這裡就是人生後半段的入口，也可說是「**第二次青春期**」，這個階段如何度過，將會決定你後半輩子是天天過得很痛苦，或是享受著探索全新自己的愉快生活。

「改變現在」的心態革命

我是老年精神醫學的專科醫師，三十多年來看過無數的憂鬱症、失智症患者。

我跟隨抗老醫學的國際權威克勞德・蕭強（Claude Chauchard）博士研究逆齡抗老超過十年，見過許多八十幾歲、九十幾歲，甚至超過一百歲的年長者積極生活的姿態，根本感覺不出他們年事已高。

因此，我實際感受到的是——年紀愈大，「身心相互影響」也就愈強烈。只要心理生病，生理也會跟著生病；身體生病，精神方面也一樣會出問題。大家都知道精神上的壓力會造成免疫功能下降，引起各式各樣的身體疾病，這種傾向在高齡者身上更顯著。

正因為如此，邁入五十歲，也就是即將加入高齡者行列的年紀，最重要的就是保持心理健康，換句話說就是預防「憂鬱症前期」，做好防「鬱」準備。

當然，如果已經罹患憂鬱症，最重要的就是好好配合身心科、精神科醫師的治療。正如我在序章詳細介紹的，憂鬱症也會受到生物因素的影響，所以必須找專科醫師看診。

但日常的生活方式也很重要。根據我的觀察，有一些人長期受憂鬱症所苦，而另一些人無論年齡多大，依然保持青春活力和年輕狀態，因此，我深刻體會到，確實**有一些「思考方式」、「生活習慣」及「行為模式」，可以有效減少憂鬱症的發生**。

舉例來說，工作上出了點小紕漏就認為自己是「廢物」的人，會因為這種想法很快就失去自信，導致後來也無法發揮原本的實力，有很高的機率會再次出錯，這樣反覆幾次下來，就會更加認定自己是「廢物」。

平常若以憂鬱的思考模式及方式解讀事物，則屬於憂鬱症的高危險群。與生俱來的個性當然無法說改就改，但我們可以改變思考模式和解讀事物的方式。

此外，我們也無法改變已經過去的事情，能夠改變的只有現在的思考方式、每天的生活模式，以及今後的行為。

這些都是足以改變人生的心態革命。

不管活到幾歲都能改變

現在是百歲人生的時代。

雖然體內已開始老化，但五十歲過後還有一段很長的人生要過，可不能從這個時期就開始任由自己老朽無用。

前額葉如果不好好保養，就會逐漸老化。在前額葉老化得更加嚴重之前，必須先擬定六十歲起的人生計畫，否則等到六十歲過後想要思考「今後的人生該怎麼辦」，也無法和年輕時一樣，馬上就有很好的規劃。

另一方面，退休後不再接觸公司與工作，人際關係會愈來愈狹隘，使得日常生活缺乏刺激，人就更容易覺得孤獨不安，在這種環境下也會老化得更快。因此，四、五十歲起就要先替未來做好打算，平時要注意避免前額葉的快速退化。

很多人害怕上了年紀會罹患失智症，但作為精神科醫師，我認為比起失智症，更需要多加關注的其實是憂鬱症。

長久以來始終認真努力的人，如果到了終於能夠放鬆的晚年卻罹患憂鬱症，每天受到憂鬱折磨直到人生盡頭，這樣就是人間煉獄了。

晚年生活能否過得愉快，取決於你是否能夠從現在開始，改變思考方式與生活方式，是否積極預防憂鬱症。

不過一談到這點，一定會有人說「做不到」。因為他們主觀認定自己無法改變。

錯了，不管是誰、不管到幾歲，都能夠改變。

我也是在四十七歲那年，在醫生工作的空閒時間，開始追尋自己的電影製作夢想。當然，我投資了不少資金，也經歷了不少精神上的折磨。如今，我已經六十三歲了，仍然有很多場合必須低聲下氣求人，就算是這樣，情況也不見得可以按照自己的意願推進。

然而，我卻沒有感覺到半點壓力，更重要的是，我覺得這樣做很值得，也得到了成就感和滿足感，每天的生活都充滿著期待。

你要每天忍耐、痛苦的撐完剩下的人生？還是從今天起活出自我，開始挑戰自己想做的事，讓生活更愉快呢？決定權在於自己。

假如你覺得「最近好像有點憂鬱」、「很痛苦」，或許這正是一個**改變的訊號**，也是**機會**，你的身體在告訴你——過去的思考模式與生活方式已經不再適用了，是時候該轉換不同的做法了。

想要避免人生後半輩子每天過得鬱鬱寡歡，有些事情你現在就要做。如果本書能夠成為各位的解憂良方，將是我的榮幸。

目次

前言 2
五十歲是轉型期 2
「改變現在」的心態革命 5
不管活到幾歲都能改變 7

序章 **五十歲是「第二次青春期」**

中年之後，身心會有什麼變化？ 18
四、五十歲是最容易罹患憂鬱症的年齡 23
感覺憂鬱？先去看醫生！ 26

自我診斷很危險　30
只靠藥物治療未必有效　32
憂鬱症需要從生理與心理雙重應對　36
避免憂鬱的防「鬱」課　39
男性也有更年期障礙　41

第一章

擺脱固有觀念的「思維課」

「抗壓性太低才會得憂鬱症」是天大的誤解　46
容易罹患憂鬱症的「思維方式」　48
造成憂鬱症狀惡化的惡性循環　51
覺得她有異味的我，就是不合格的人嗎？　54
導致憂鬱的「十二種認知扭曲」思考模式　56
非黑即白的思維容易陷入孤立　67

必須培養接受灰色地帶的能力　70
擺脫「理所當然思維」　72
擺脫「偏執」與「成見」　76
「只有這條路可走」VS「試試看才知道」？　79
「理所當然思維」無法帶來成果　84
電視是大腦老化的「加速器」　88
質疑「理所當然」　93
資訊是生存的利器　95
抨擊生活保障津貼最後會自食惡果　99

第二章　透過飲食與習慣喚醒活力的「生活課」

性荷爾蒙分泌減少的影響　102
男性荷爾蒙愈高，社交能力愈強？　105

荷爾蒙補充療法的功效 108
五十歲起積極增加肉類攝取 112
活化荷爾蒙的食物 116
膽固醇不是壞東西 119
醫療不應只是「減法」，更需要「加法」 123
瘦的人不長壽 127
飲食控制會加速老化？ 131
透過補充營養調整身體 134
將「悠閒散步」納入日常生活 139
早晨的陽光有助平衡荷爾蒙 142
不再「怦然心動」就是老化的開始 144
享受「性生活」 148

第三章

試試看才知道的「行動課」

是否能轉念 152
先試試看吧！ 154
「不問症狀」的森田療法 158
寇哈特說「可以依賴別人」 161
年過五十，朋友要重質不重量 167
是否擁有具備同理心的夥伴？ 168
五十歲過後人際關係也會發生變化 172
阿德勒的「共同體感覺」 175
適時的善用公司資源 178
熟齡人生的伴侶選擇 181
學習是為了明白答案的多樣性 184
五十歲之後，需要重視的是實踐 189

接受新挑戰，讓大腦變年輕 192

終章 掌握屬於自己的幸福——心態革命

全球共通的老化悖論 196
享受當下的幸福 202
不必過度擔憂未來 206
勿對他人過度期待 209
輕鬆、愉快、幸福 212
人類最根本的欲望就是「順心而活」 215

後記 219

序章

五十歲是「第二次青春期」

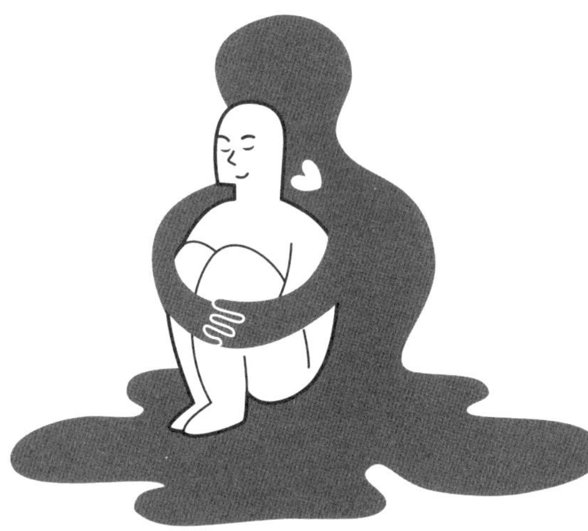

中年之後，身心會有什麼變化？

人的腦和身體會隨著年齡增長而逐漸改變。

我相信人人都有感覺到隨之而來的體力與基礎代謝下降，不過也有不少人在進入中年之後，出現心理方面的問題。

在正式進入主題之前，我想先在序章裡簡單介紹進入中年之後，身體會出現哪些變化，以及這些改變將會如何影響心理。

年過五十的人身上出現的變化，主要是**「前額葉萎縮」**、**「血清素減少」**、**「性荷爾蒙降低」**這三項。

1　前額葉萎縮

前額葉位在腦的前側，是掌管欲望、好奇心、情緒、創造力和運動等的區域。這個區域最早是從四十歲開始老化。

前額葉一旦老化萎縮，情緒起伏波動就會減弱，欲望和好奇心會減退，心情經常變得鬱悶，情緒也會變得不穩定、難以控制；有些人的創意和思考力會衰退，對外在世界也變得不感興趣，因此會有「對任何事情都提不起勁」、「做什麼都不快樂」的感覺。

2　血清素減少

腦神經傳導物質「血清素」對憂鬱症影響甚鉅。

血清素不足往往被視為是引發憂鬱症狀的主因，但血清素會隨著年齡增長而逐漸減少，因此中高齡者和高齡者罹患憂鬱症的風險比年輕人更高。

引發憂鬱症的機制目前仍在假說階段，不過有研究學者認為，可能是腦中稱為「突觸」的神經細胞接頭部分，接收血清素等神經傳導物質失敗，導致傳導受阻，或是神經傳導物質原本就分泌不足，以至於情緒低落，導致憂鬱症發生。

因此一般認為服用抗憂鬱藥，增加腦中的血清素含量，就能夠緩和憂鬱狀態。通常血清素一旦充足，憂鬱症就會獲得改善，也不容易感到不安。

由此可知，為了預防憂鬱症，最重要的就是避免血清素減少。

3　性荷爾蒙降低

我在「前言」提過，性荷爾蒙也會隨著年齡增長而降低。

女性荷爾蒙（雌激素）在所謂的更年期階段，也就是四十五～五十五歲左右會急速下降，此時也容易出現明顯的症狀，因此有將近九成的女性對於更年

年齡增長與性荷爾蒙分泌量的變化

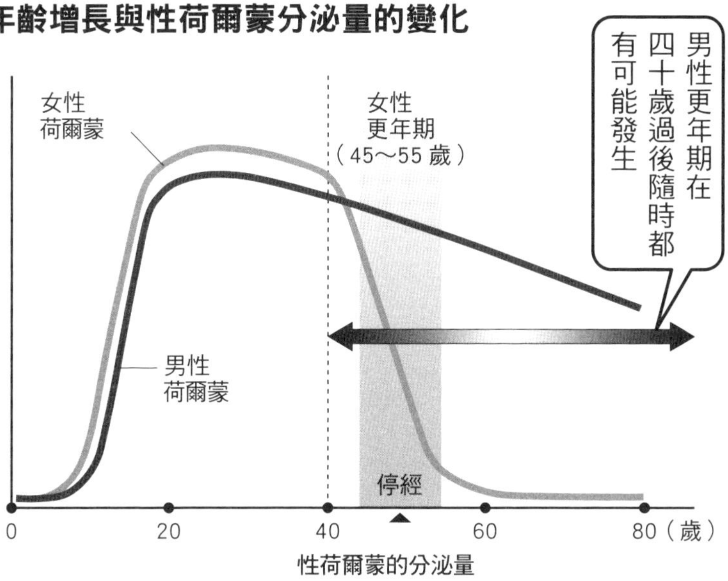

男性荷爾蒙在過了二十歲的高峰期之後會逐漸減少；女性荷爾蒙在四十五～五十五歲左右急速下降。（出處：一般社團法人日本內分泌學會）

期障礙的症狀會有自覺（實際就醫檢查是否為更年期障礙者約有三成）。

另一方面，男性荷爾蒙（睪固酮）的減少過程則十分緩慢。

也因此男性或許較不容易察覺到影響，但事實上男性荷爾蒙在過了二十歲的高峰期之後就會逐漸減少。

睪固酮又稱為「活力

荷爾蒙」，除了能提升性欲和活力之外，也能提高對事物的欲望（積極意願）與好奇心。

因此睪固酮一旦減少，男性不僅會失去精力、活力與性欲，判斷力和記憶力也會下降，變得缺乏專注力和積極性，也容易感到憂鬱等。

也就是說，五十歲過後可說是最容易因為血清素不足，以及荷爾蒙失調等，而出現憂鬱症的年齡層。

如果進一步發生腦動脈硬化，還會出現血液循環變差、微血管容易堵塞、人變得消極被動等情況。

這些變化也是身體在警告你：「不能再沿用過去的做法了！」同時提醒你：「是時候迎接人生的新階段了。」

四、五十歲是最容易罹患憂鬱症的年齡

根據日本厚生勞動省（相當於臺灣的衛生福利部）的調查顯示，憂鬱症患者最多的年齡層，男性是五十～五十九歲，女性是四十～四十九歲。

罹患憂鬱症必須留意的是有可能致死。

日本人的死因排行榜中，四十～四十九歲者第一名是癌症，排名第二的是自殺；單看男性的話，四十～四十九歲者第一名是自殺。

到了五十歲之後，除了癌症外，還多了心臟、腦血管問題等疾病，但自殺仍是死因排名第三。

現實狀況就是：自殺死亡的人很多。

一般認為，有五十～八十%的自殺者是因為憂鬱症所致，由此可知，「如

憂鬱症（包含躁鬱症）男女年齡別的患者總人數（2020年）

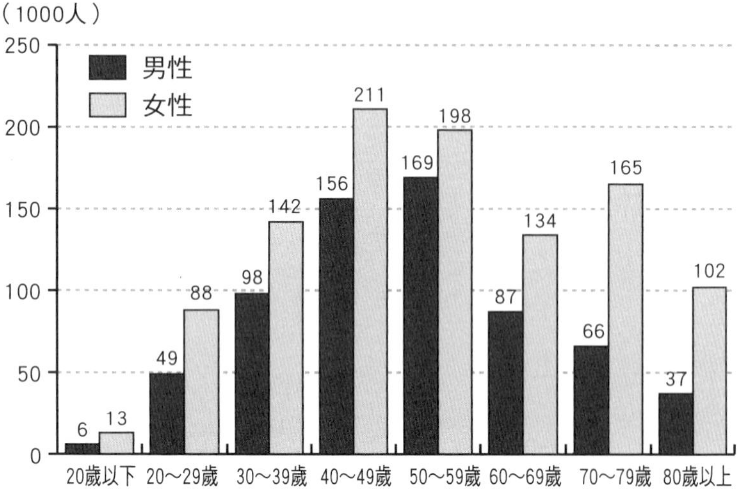

憂鬱症（包含躁鬱症）患者最多為 50 ～ 59 歲的男性，以及 40 ～ 49 歲的女性。（出處：日本厚生勞動省 2020 年「患者調查」）

何預防憂鬱症」很重要；此外，就算罹患憂鬱症也並非無法痊癒，關鍵在於及時就醫，遵從醫囑服藥並接受心理諮商，持續治療至關重要。

不過話說回來，為什麼四、五十歲的人容易罹患憂鬱症？

醫界普遍認為，最主要的原因在於身心出現重大變化，造成自律神經失調，使人容易產生不安。如同前面提過的，多數人在這段時期身心出現大轉變，再加上社會、環境的變化，導致精神上過勞，因此引發憂鬱症。

舉例來說，職場裁員、職務調動、屆齡退出管理階層、燃燒殆盡症候群、夾在上司與部屬之間的壓力、已經升官無望的失望與空虛等，造成身心俱疲，讓人突然在某天就變得渾身無力，這種例子時有所聞。

照顧父母或父母過世等的喪慟，也是造成情緒低落的原因。

假如是有孩子的人，有些人會因為孩子離開身邊獨立生活而感到寂寞與擔憂，因此產生很大的壓力和孤獨感。

此外，體力衰退和社會趨勢的轉變等，也會使人喪失自信。例如逐漸無法長時間專注，即使強撐也沒有用，或是年輕時擅長的事物逐漸脫離掌控，跟不上現代數位科技，工作上也無法達到自己想要的成果等。

有些人會因此強烈感受到「自己已經老了」，同時變得沮喪，再想到六十幾歲退休後的情況，心情就更加低落。

在這種瞬息萬變的時代，從現在開始累積知識、調整身心很重要。

感覺憂鬱？先去看醫生！

憂鬱症的三大症狀是「缺乏幹勁、缺乏食欲以及失眠」。

當我們精神科醫師懷疑患者可能患有憂鬱症時，最關注的就是「晚上是否可以入睡」。

失眠除了是憂鬱症的症狀之外，還有另外一種可能的疾病，稱為「神經失調性失眠」，不過後者多半是思慮過多導致睡不著，或睡眠習慣不良的「睡眠障礙」。

這種失眠狀況，大致上都是開立安眠藥，安眠藥能夠發揮安定精神的作用，所以基本上只要服藥，使情緒恢復穩定就能入睡。

然而，憂鬱症的失眠，有些是睡眠習慣還可以，但卻在夜裡多次醒來，或者是出現「早醒」的情況，也就是比平常的起床時間更早醒來。這種症狀稱為「熟睡障礙」，有這種症狀時，就算覺得自己睡了一些，但半夜多次醒來，後來就無法入睡，一直到早上，因此經常會感覺睡眠不足。對於這種熟睡障礙，服用安眠藥就不會有立竿見影的效果。

另外，我也經常問病患：「最近有食欲嗎？」

很多人一旦罹患憂鬱症，食欲就會下降、吃不下飯，但有些人反而是食欲異常旺盛，變成暴食狀態。有些人甚至會失去味覺。

其他可能出現的症狀，最有代表性的就是「異常倦怠」，這種時候身體會變得像鉛一樣沉重，幾乎使不上力氣。

就像染上感冒，發燒到三十九度時，完全不會想吃任何東西，只能睡一整天，得了憂鬱症也一樣這麼難受，甚至有人會持續低燒，或持續處於體溫偏低的狀態。

回想起過去與作家兼評論家的伊藤輝夫先生對談時，伊藤先生問我：「身邊如果有符合自己喜好的護理師陪著，憂鬱症患者應該會立刻痊癒吧？」

我這樣回答他：「憂鬱症發作時的倦怠感，是即使女性積極主動示好，也無法產生任何反應。」不僅是體力和食欲，連性欲和欲望也都降低，這就是憂鬱症。

感冒時的倦怠感和難受只會持續三、四天，等到感冒痊癒後，就會恢復正常，所以比較不會令人擔心。

但如果是憂鬱症，這種狀態會持續一個月，甚至兩個月，每天都很疲倦，不知哪天才能好轉，對未來充滿看不見的絕望，導致情緒變得更加悲觀。

除此之外還經常發生暈眩、心悸、耳鳴、呼吸窘迫等症狀。

有些人還會全身疼痛。我還見過突然淚流不止的。

沒有精力、容易疲勞、腦袋反應變得遲鈍、處於思考停止的狀態、無法與人對話、說話速度變慢、工作效率降低、小疏失增加、無法專心、認為自己沒有價值……諸如此類的各種症狀都會出現在患者身上。

我在「前言」中提過，人生晚年罹患憂鬱症簡直就是人間煉獄。請想像一下，就像感冒發燒很難受，而這種難受是每天持續著，直到死亡為止；身體倦怠，連起床也很吃力；完全沒有食欲，吃什麼都索然無味……持續過著這樣的生活就是一齣悲劇，而且憂鬱症如果沒有適當治療，病情很容易惡化，最終甚至可能自殺。

因此，當你覺得自己「最近經常情緒低落」、「經常在黎明時醒來」等，我強烈建議：**及早尋求精神科或身心科醫師的協助。**

自我診斷很危險

近年來憂鬱症患者年年增加，有部分原因是愈來愈多民眾開始認識憂鬱症，因此去精神科與身心科看診的人變多了。

但是根據世界衛生組織（ＷＨＯ）的調查，憂鬱症的盛行率推估約佔總人口的五％，所以在日本應該約有六百萬人有憂鬱症。

然而實際前往醫院看診的憂鬱症患者，全日本只有約一百萬人。換句話說，很可能有高達幾百萬人正獨自承受著憂鬱症狀的折磨。

總之，當你覺得自己與平常不太一樣、身體不舒服時，就先去看醫生。

有人一聽到要去精神科、身心科、心理諮商所看診就感到害怕、覺得會被貼標籤。多數人感冒了會去醫院，但精神方面出問題時，卻很少會去醫療院所看診，這大概是因為不少人都排斥精神科吧。

其實精神科和身心科，與內科、皮膚科等一般科別並沒有太大不同。

總之，最危險的情況是，明明出現了症狀，卻仍然想要自己處理。也有人是認為情況會自然好轉，所以放著不管，結果導致病情惡化。

自我診斷是很危險的，因為**你以為的憂鬱症症狀，也有可能是其他疾病**。

我以俗稱「躁鬱症」的「雙相情感障礙症」（或雙極性情感疾患）為例，這是與憂鬱症不同的疾病，開立的藥物也不同，但如果罹患此病的患者誤用了憂鬱症的藥物，躁期的症狀會更加惡化，比方說拿信用卡大肆揮霍亂買等，造成難以收拾的下場。

在雙相情感障礙症中，症狀較輕的「雙極性II型情感障礙」是特別容易被誤會為憂鬱症的疾病；很多人在進入輕度躁期時，因為情緒轉為開朗，就以為憂鬱症自然痊癒了，其實只是輕度躁期，沒過多久就會恢復成鬱期的狀態。

專科醫師一看到患者的情況，就會知道這不是憂鬱症痊癒，而是進入躁期，需要更換用藥。

只靠藥物治療未必有效

憂鬱症困難之處，在於很多病例無法光靠服藥治癒。

我在前面也提到過，學者認為增加血清素的分泌量，就能夠改善憂鬱狀態，因此在憂鬱症的治療中，一般都會使用增強腦內血清素作用的抗憂鬱藥。服用抗憂鬱藥能夠減輕倦怠感和不安，增進食欲，也有些人能改善一些熟睡障礙。

然而，也不是吃藥就能夠讓一切好轉。

比方說，「欲望湧現」就不會發生。而服藥也無法解決心中的煩惱，儘管多少能夠減輕猶如深陷泥淖般的鬱鬱寡歡狀態，但煩惱的源頭依舊存在。

說起來，憂鬱症與抗憂鬱藥的治療原理，目前還不是很明朗。

如同前面提過的，憂鬱症治療中，經常使用增強血清素作用的抗憂鬱藥，服用抗憂鬱藥三十分鐘左右，可看到突觸內的血清素濃度增加，但抗憂鬱藥在服用者身上必須經過兩週左右才會出現效果。相關研究人員一直以來都很想破解，會產生這種時間差的原因。

關於這個原因有幾個假說，其中之一是認為血清素長期不足，導致從細胞外部影響神經細胞的「神經營養因子」（neurotrophin，縮寫ＮＴ）減少，神經細胞因此萎縮。補充血清素之後，神經營養因子再度增加，神經細胞的神經纖維延伸，神經細胞與神經細胞接合處的「突觸」相連，就能夠進行資訊傳遞。

或許是這段重建過程需要約兩週的時間。

換句話說，血清素只是影響神經營養因子，並非對憂鬱症本身有效。

抗憂鬱藥與憂鬱症的關係，就類似感冒藥與感冒的關係。

一般稱為感冒藥的藥物，多半是所謂的「抗組織胺」，但抗組織胺無法消滅感冒病毒，只能改善流鼻水等症狀，讓人能夠吃飯、容易入睡，提升自體免疫力，培養對抗病毒的能力。

抗生素也對感冒病毒無效，不過服用後能夠避免細菌造成的支氣管炎、肺炎等情況惡化。

抗憂鬱藥與憂鬱症的關係也一樣。

服用抗憂鬱藥後，多少就能夠入睡或減少倦怠感和不安，藉此提升自癒力，也就得以稍微可以積極向前地過生活。有時服用抗憂鬱藥也能防止憂鬱症狀惡化。

但我還是要重申，血清素只會影響神經營養因子，無法治癒憂鬱症的根源。

所以，**以為已經吃藥治癒的憂鬱症，可能會再次復發**。

假設有人罹患憂鬱症向公司請假，藉由服藥治癒後，重返職場時，多半會建議進行生活上的調整，如「不要過度努力」、「別再像過去那樣過勞」等。這些建議通常稱為「重返工作方案」（return to work program）。不過患者本身如果依舊延續過去的生活模式和思考方式，通常在復職後，憂鬱症還是有可能再度復發。

此外，持續服藥會產生抗藥性，使藥效失效，或必須逐漸增加劑量。

以前認為抗憂鬱藥不會造成依賴，但最近的病例報告顯示，可能並非如此。

憂鬱症需要從生理與心理雙重應對

就像這樣，抗憂鬱藥並非治療憂鬱症根本原因的藥物。

當然，症狀嚴重時會痛苦到什麼也做不了，此時就非得仰賴藥物的力量不可，但吃藥並非憂鬱症的實質治療方式。

那麼，憂鬱症的實質治療方式是什麼呢？

此時必須考慮的是，憂鬱症是腦神經傳導物質，也就是生物因素（腦的硬體）的問題，同時也是心理因素（腦的軟體）的問題。

腦的軟體出狀況，就是一有事，立刻就會情緒低落，或忍不住以偏差的思維方式和負面的角度來解讀事物。

這種軟體問題，也就是所謂的思考習慣，如果不矯正，康復後再次遇到精神打擊，就會復發。

近年來，較受矚目的治療方式是**「認知行為療法」**、**「森田療法」**等**精神療法**。

精神療法是指，由受過特定訓練的專家提供心理諮商和治療等，幫助有心理問題的人，改變思考方式和情緒等的治療方法。

尤其是認知行為療法，也是身心科和精神科用來改善憂鬱症症狀的治療方式。目標是讓患者本人「認知」到自己的想法有偏差。並進行「修正」。

森田療法是東京慈惠會醫科大學的首位精神科教授森田正馬（一八七四～一九三八年）提出的精神療法。

舉例來說，假設你是有「理所當然」觀念的人，認為必須腳踏實地工作，否則會被淘汰，森田療法做的就是把這種觀念轉換成「就算工作做不好也無妨，只要盡力去做自己能做的事即可」，引導走向「順應自然」的方向。

又比如說，很多人失業後就會主觀認定自己「再也找不到好工作了」；或是離婚後認為自己「將要孤獨一生」。

這種精神療法的目的就是，改變悲觀看待任何事物的人，改變他們看事情的角度和思考模式。但並不是強行把負面思考轉成正面思考，而是讓他們看到其他各種可能性和方法，這就是認知行為療法。

讓患者不再認為「我一定辦不到」，把想法變成「我或許無法全部做到，但也有我能做到的」、「試試看才知道結果如何」，這樣的心態轉變可以讓症狀在不依賴藥物的情況下得到改善。

換句話說，只要改變當事者自身的思考方式和對事物的解讀方式，就能夠改善憂鬱症狀。

避免憂鬱的防「鬱」課

就像這樣，治療憂鬱症不只生理，心理的照護也有必要，不過有一個比較難解決的問題——在日本，具備精神療法知識與心理諮商技術的醫師很少。

全日本共有八十二所大學醫學院，沒有一所大學的精神科主任教授專攻心理諮商。我也是在就讀的大學精神科無法學到相關知識，因此連續參加慶應義塾大學精神分析講座四年，之後赴美留學，在當地知名的精神醫院教育學程進修近三年，直到現在，仍然每隔幾個月，就透過線上方式向住在洛杉磯的老師（新冠肺炎疫情之後改為網路線上交流）持續學習。此外，還加上每個月就會參加一次的森田療法講座。

還有一項必須考量的是，健保醫療服務的極限。

健保醫療給付中，聽患者說話不管是五分鐘還是三十分鐘，健保署支付給醫療單位的點數都一樣，所以願意細聽每位患者說話的精神科醫師並不多。

相比之下，若是選擇自費的私人診所儘管所費不貲，但醫生較願意花時間與病患交流。有些醫療院所還會僱用專業的臨床心理師提供心理諮商；另外，有些醫師雖然沒有受過專業的心理諮商訓練，但有很強的同理心，非常擅長掌握病患的心理，給病患「有這位醫師在，我就能安心、什麼事都願意說」的感覺。

就像這樣，從藥物治療與精神治療兩方面著手，找到適合自己的診所或醫師，就是最理想的治療方式。適度地依賴藥物的力量，同時又有專家用心聽患者說話並給予建議，患者也就能夠逐漸改變對事物的解讀方式、感覺方式，以及行為習慣。

可是當你找不到這種診所和醫師時，該怎麼辦？

首先，目前有憂鬱症狀煩惱的人，最好還是先接受精神科或身心科的藥物治療。

同時也**必須養成控制自己思考方式的方法**，把平時對事物的解讀和思維改成「不易憂鬱」的模式。

另外，保持不累積壓力的生活節奏、飲食、運動等，平日起就養成不易得憂鬱症的生活習慣，也很重要。

這些建議當然對於尚未得憂鬱症的人也有效果。

在憂鬱症發作之前，改變思考模式、生活模式、行為和意識，就不容易憂鬱。「防鬱課」就是在傳授各位這種不憂鬱的思考法，也正是本書的目的。

男性也有更年期障礙

最後，我想要補充的是，四十～六十歲的人如果持續有「莫名倦怠」的狀態，也要懷疑可能與更年期障礙有關。

隨著年齡增長，無論男女，性荷爾蒙都會逐漸遞減，女性進入更年期，男性則可能是「男性更年期障礙」（ＬＯＨ症候群）*。

中高齡男性每六人就有一人有ＬＯＨ症候群，由此可見，更年期障礙其實與男性的關係相當密切。

問題是，男性更年期障礙發生時，除了身體症狀之外，還有不安感與憂鬱、煩躁、失眠、記憶力、專注力、活力和精力衰退等，乍看之下很像憂鬱症的精神症狀，因此多半會被診斷為「憂鬱症」，但其實有不少人是更年期障礙。

ＬＯＨ症候群乍看之下很難懂，不過透過驗血檢查男性荷爾蒙指數就能知道，所以我通常都會建議五十歲以上的男性，主訴有憂鬱症狀的患者，都要進行這項檢查。

不管是ＬＯＨ症候群或是女性的更年期障礙，都可藉由「荷爾蒙補充療法」改善症狀。

另外，有些患者同時罹患憂鬱症與ＬＯＨ症候群，甚至因為憂鬱症導致男性荷爾蒙進一步減少。這類患者補充荷爾蒙也有效，因此一般憂鬱症治療效果不彰時，多半會採用荷爾蒙補充療法。

關於荷爾蒙補充療法，將在第二章詳細介紹。

---

* 遲發型性腺功能低下症（late-onset hypogonadism，縮寫ＬＯＨ）。

第一章

擺脫固有觀念的「思維課」

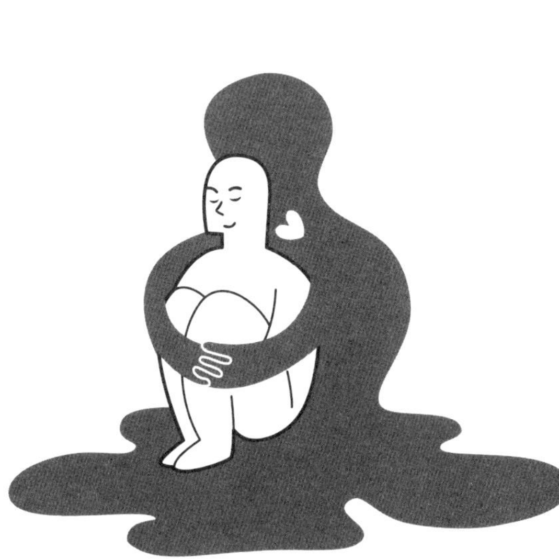

「抗壓性太低才會得憂鬱症」是天大的誤解

相較於以前，最近有愈來愈多憂鬱症患者會選擇留職停薪，但儘管如此，仍然有不少人以為「會得憂鬱症就是抗壓性太低」。

實際上，在患者之中也有人被公司上司這樣說過，其實有許多患者自己也認為「我會變成這樣，都怪我抗壓性太低」，因而不斷責怪自己「太軟弱」、「是廢物」。

然而，這是天大的誤解。

說起來，人類原本就會傾向於負面思考。創立森田療法的森田正馬認為，**我們之所以感到不安，是源自於「對生存的強烈渴望」**；正因為人人都有「想要變得更好」的欲望，才會對未來充滿不安。

比方說，你在工作不順時，會產生不安的感覺，就是因為你有「想要嶄露頭角」的欲望；如果你對升官發財不感興趣，就不會在意外界的評價，也不會感到不安。

我可以跟你保證，所謂的抗壓性與意志力這些東西，跟憂鬱症一點關係都沒有。

沒有什麼「抗壓性低」才會得憂鬱症，或是反過來說「抗壓性高」所以不會得憂鬱症，這種說法是不正確的，而「懶惰才會得憂鬱症」的論調更是大錯特錯。不管什麼樣的人，都有可能罹患憂鬱症。

容易罹患憂鬱症的「思維方式」

不過，的確有些人容易憂鬱，有些人則不易憂鬱。

開發認知行為療法的美國精神科醫師亞倫・貝克（Aaron T. Beck）表示，容易憂鬱的人與不易憂鬱的人最根本的差別不是個性，而是對事物的解讀方式與思考模式。

舉例來說，在社群網站上留言，如果對方沒有立刻回應，有些人就會開始煩惱：「我是不是寫了什麼不好的內容？」、「我是不是做了惹火對方的事？」因而產生壓力。

一般大眾往往以為這種情況是愛操心的個性所導致，但認知行為療法並不認為這是個性使然，而是解讀事物的方式出問題。在治療上，雖然無法立刻改變個性，但可以改變對事物的看法、接受現實與思考的方式，並且會朝著這個方向進行修正。

舉個例子，假設有一位容易憂鬱的人想著「只要我好好做，事情一定能成功」，或想著「這種程度我應該可以辦到」，當情況不如預期時，就會為此而情緒低落，無法修正出錯的部分。他們無法將意料之外的狀況看作是「本來就會發生這種情況啊」去接納它，也無法用「重來一遍就好」的態度去接受。

就像這樣，容易憂鬱的人往往會被自己的信念和主觀想法所束縛。

而且有時還會被悲觀的揣測扯住後腿。

從悲觀的角度解讀發生的狀況、現實、他人說的話等，儘管那樣的解釋毫無根據，他們卻主觀認定就是如此。

遇到狀況時，你的腦海中瞬間浮現的想法與想像，稱為「自動化思考」，這就類似思考的「慣性」。而一遇到狀況立刻浮現不好的預感，主觀認定「自己一定會失敗」、「這方法一定行不通」，就是容易憂鬱的思考模式。

話雖如此，思考如何因應未來可能發生的負面狀況，做好事前準備，在某種意義上來說是冷靜且有計畫的表現，絕對不是壞事。

只不過萬一發生的機率很低，卻仍然負面思考著「如果變〇〇了怎麼辦」，就會經常感覺有壓力，也會影響日常生活。

相較於其他國家，日本人尤其容易有這方面的不安。

這世上有許多令人不安的事情，一旦開始思考就無法停止，例如「如果這件工作失敗的話怎麼辦？」、「我或許就會結不了婚」、「未來或許會沒錢」、「身邊的人或許討厭我」諸如此類，而容易憂鬱的思考模式，就是會把所有事都往壞處想。

造成憂鬱症狀惡化的惡性循環

憂鬱症是容易引起惡性循環的疾病。

容易憂鬱的人經常被自己理想中的「理所當然狀態」所束縛，無法接受自己的缺憾，因此他們主觀認定「我連這種事都做不到，我沒資格當人」或「我給公司添麻煩了」等，更加把自己逼入死角。

主觀認定自己是「廢物」的人，很難邁出下一步，也會減少與人交流或外出的機會，於是變得越加鬱鬱寡歡，思考也愈來愈偏差。

舉例來說，有些人離婚後情緒始終低落，主觀認定自己「將會變成孤單老人，度過悽慘的餘生」等。

但仔細想想，現在這時代有社群網站、網際網路、交友APP、配對APP

等，可以交朋友的機會與過去相比遠遠多了很多。問題是這些主觀認定「我已經沒人要了」的人不願意做任何嘗試。

很遺憾地，進入中高齡期之後，無論男女，只要沒有自己主動行動，發展戀愛的可能性都會降低。遇到我們沒有開口，對方就來主動搭話的好男人或好女人則另當別論，但這種情況通常只會出現在小說裡。而且人一旦有些憂鬱症傾向，臉和身體往往也會變得憔悴，再加上不管是對同性或異性，與人交往這件事本身就很令人疲憊，所以就會愈來愈傾向一個人悶悶不樂。這樣的惡性循環繼續發展下去，悲觀的揣測將**不再只是揣測**。

◆憂鬱症的惡性循環◆

憂鬱症狀出現→思考方式變得悲觀→憂鬱症狀加劇→變得更加悲觀……

而且一旦得憂鬱症，主觀認定和片面斷定的情況就會變得更嚴重，也會更排斥與人相處。不管四周其他人怎麼說破嘴，仍舊充耳不聞，反駁說：「我現在只是狀態有點不好而已」、「我或許能夠遇見更好的人」。

這種惡性循環將會**引導人類的思考模式盡是往壞的方向走**，這就是憂鬱症的可怕之處。

腦功能方面也很容易發生惡性循環。

得了憂鬱症就會失眠，不僅身心疲勞無法消除，腦神經傳導物質「血清素」也會分泌不足，更容易使症狀惡化。

另外，得了憂鬱症，食欲就會降低，導致生成血清素的材料——必需胺基酸「色胺酸」攝取不足，因而致使憂鬱症更加惡化等，總之引發憂鬱症惡性循環的可能因素很多。

覺得她有異味的我，就是不合格的人嗎？

如同貝克博士所言，個性無法輕易改變，不過我們可以改變對事物的解讀方式，以及對現實的接受方式。

對事物的解讀方式和對現實的接受方式稱為「認知」；改變認知，讓「無法想到自己主觀認定以外，還有其他可能性」的人，學會看到不同的可能性，這就是「認知行為療法」。

舉例來說，問一位覺得「身邊的人全都很差勁，沒人能理解我」的患者說：「那對你來說，身邊的人全是敵人嗎？」、「即使沒有盟友，也應該有立場中立的人吧？」以這種問話引導對方擺脫偏執看法和片面認定，思考其他的可能。

當事人也會認知到自己的想法是偏見，因而逐漸改善憂鬱症的症狀。

我是老年精神科的臨床醫師，見過許多照顧失智高齡者的家庭，有不少人都認為「不管過程有多辛苦，自己的家人都應該自己照顧才行」，也認為這是該盡的義務。

我也看過有人認為不該把父母交給長照機構照顧，於是不斷地勉強自己硬撐，即使這些日積月累的勉強已經超過身心所能承受的極限，卻仍然自責「都怪我不夠努力」，並繼續把自己逼到喘不過氣來。另外也有一些例子是連使用照護服務都感到愧疚，而獨自承攬著照顧工作。

結果不少人因此得了照顧憂鬱症或弄壞身體。

一位過去照顧婆婆到筋疲力盡，而得了憂鬱症的女士這樣說過：

「我必須處理婆婆的排泄物，但卻怎樣都無法接受那個臭味，我因此陷入自我厭惡中，覺得自己很沒用……」

她居然怪自己認為婆婆很臭，所以覺得自己沒有做人的資格。

話雖如此，但事實上臭的東西就是臭。我們無法改變「覺得臭」的事實，也沒有必要責怪自己有這種想法。

因此，我對那位女士說：「每個人都會認為臭的東西臭，這種反應沒有任何不對，妳也沒必要勉強自己接受，換做是一般人也無法接受那個味道。」聽完後，她的表情顯然鬆了一口氣。

像她這種認真型的人，愈容易有「不可以覺得別人臭」的價值觀，也會主觀認定有這種想法的自己很糟糕。

導致憂鬱的「十二種認知扭曲」思考模式

到這裡我們先來歸納一下重點。

一般來說，有些人容易憂鬱，有些人則否。開發出認知行為療法的精神科醫師亞倫．貝克表示，兩者的差別在於扭曲人類判斷的偏差思考模式。

這類型的思考模式在精神醫學上稱為「認知扭曲」（cognitive distortion，或認知謬誤）。

「認知扭曲」的人，主觀認定自己情緒化的判斷是正確判斷，無法思及其他可能性，其結果就是精神方面更加沮喪，變得容易出現憂鬱症狀。

貝克的研究夥伴，心理學家亞瑟．費里曼（Arthur Freeman）等人，歸納出下列十二種容易使人陷入認知扭曲的思考模式。

◆「十二種認知扭曲」思考模式◆

1 非黑即白的兩極化思考

這種思考模式是凡事都以「非黑即白」的二分法劃分。

習慣這種兩極化思考的人，想法容易陷入「對或錯」、「黑或白」、「善或惡」、「〇或一〇〇」的極端，無法看見中間的灰色地帶。

〔例子〕

・把身邊的人分為敵人和朋友兩種，當自己認為是朋友的人，說出與自己不同意見時，就會覺得遭到「背叛」並對此生氣。
・對方犯了一次錯就片面斷定「他是廢物」。
・將政客或文化人明確劃分為「正義或邪惡」，無法認同中間灰色地帶的存在。

2 以偏概全

這種思考模式是把特定事件當成自己全部生活的寫照，忽略了那只不過是眾多事件當中的一件。

〔例子〕

・有老人開車失控肇事造成傷亡，因此片面斷定高齡者開車都很危險。

・只是一間學校沒考上，就認為「反正我這種人考不上大學」，連其他學校的考試也放棄。

3 選擇性注意

這種思考模式是只留意自己想注意的，而忽略其他方面的狀況就做出結論。任何事情應該都有好的一面與不好的一面，這種思考模式的人卻只注意到不好的一面。

或者反過來，一旦相信某個人，就只會看到對方好的一面，沒有半分存疑，因此遭遇詐騙等。

〔例子〕

・簡報只是稍微出錯就因此情緒低落，覺得「我失敗了，已經沒救了」。

・即使每個人都勸你與有暴力傾向的戀人分手，你還是只看對方好的一面，認為「他雖然有時會打我，但其實是很溫柔的人」，導致家暴傷害愈演愈烈。

4 否定正向經驗

這種思考模式是經常抱持否定的人生觀，即使受到稱讚或獲得肯定，也會否定說「那沒什麼大不了的」、「只是運氣好」等。

有這種想法的人本身很自卑，所以不管做什麼事或別人對他說什麼，都很少由衷感到滿意。

〔例子〕

・對外貌缺乏自信的女性即使被稱讚說：「妳真是懂得關懷體貼別人的美女。」也會因為對自己的長相感到自卑，而回說：「我哪是美女！」否定對方。

・即使人人稱讚，也會過度謙虛，不僅不承認對方的稱讚，還會懷疑對方「是不是有什麼陰謀」、「是不是在說客套話」。

5 擅自臆測的讀心術

有這種思考模式的人，會從對方的行為擅自解讀對方心情。

尤其是分明沒有任何根據，卻由對方的話語和態度，自以為是地把對方的情緒解讀成「這個人看不起我」或「他討厭我」等。

有些人甚至沒有確認當事者的想法，就片面認定對方的感受，進而對此感到絕望或情緒化，破壞了人際關係。

〔例子〕

．「上司跟我說話時總是擺著臭臉，他一定是討厭我」或「那個人的態度總是高高在上，心裡一定瞧不起我」，就像這樣主觀認定自己的負面臆測沒錯。

6 片面預測未來的算命師思維

假如擅自臆測對方的想法是讀心術，那麼片面斷定未來就是「算命師」了。有這種思考模式的人會自作主張預測尚未定論的事，並主觀認為自己的揣測絕對正確。

有些人會想像自己「一輩子都會很倒楣」，總是滿臉愁容躲在家裡，就算有人找他說話，也會主動逃避。這種人偏執地認為「我的未來就是這樣」，所以無法想到還有其他的可能。

〔例子〕

・伴侶只是稍微晚回家，就猜測對方「是不是外遇了？」並且執拗地逼問對方或查看對方手機。認定自己的負面臆測就是事實，結果與對方吵架、分手等，招致更糟糕的結局，最終陷入自掘墳墓的下場。

7 災難化思維

這種思考模式是把未來可能發生的事件，想像成更加嚴重的情形，而且片面認定一定會成真。恐慌症患者會因為「無法呼吸，我快死了」的誇大思考模式，導致恐慌的情況變得更嚴重。

〔例子〕

・只是有點胃痛，就判斷自己「得了胃癌」，並因此鬱鬱寡歡。

・經常想到最壞的狀況，如：「學測沒考好，我的人生完了」、「被總經理討厭的話，我在這家公司就待不下去了」等。

8 貶低自己

過度批判事物的缺點，忽略優點的思考模式。

自我評價低的人多半會傾向於過度放大自己的缺點，而低估自己的優點。

〔例子〕

・企劃案明明很成功，卻無法為此感到高興，反而想著「這種事誰都能做到」。

9 情緒性推理

把自己的情緒當成依據的思考模式。

具有這種思考模式的人，對事件和事實的判斷方式，經常受到不同時間點的情緒所左右。

〔例子〕

・心情好的時候認為「這支股票好像會上漲」；心情不好時，則悲觀地認為「股價不會再漲了」。

10理所當然思維

這種思考模式會受到「應該做～」、「必須做～」這類道德觀念的強烈束縛，會因為做不到而感到自我厭惡或有罪惡感，也容易為此沮喪低潮，可說是最容易憂鬱的思考模式。

〔例子〕

・自以為是地認為「交貨期絕對要遵守」、「我必須獨自完成才行」，因而感覺很有壓力。

・受到「男人應該堅強」、「女人的舉止必須要有女人味」等觀念束縛。

11 標籤化

這種思考模式的人喜歡亂貼標籤，對人事物充滿刻板印象。可能只是偶然狀況，他卻連結上特定人物或過去的行為，並貼上負面標籤。

〔例子〕

・只是失戀一次，就認為自己「沒人要」而放棄與人交往。

・看到有人沉迷於嗜好，就貼上「那傢伙是阿宅」的標籤，不看對方的其他面向。

・片面認定偶爾出錯的屬下「沒有能力」。

12 過度自責

事情的發生往往與各類因素有關，有這種思考模式的人卻認定自己正是某事發生的最大或唯一主因。

〔例子〕

・比賽輸了就覺得「全都是我的錯」而愁容滿面，或者比賽贏了就主觀認定「全都是我的功勞」而沾沾自喜。不管好事或壞事，全都認為與自己有關。

・認為小孩學測落榜是家長努力不足，因此責怪自己。

非黑即白的思維容易陷入孤立

上述這十二種思考模式中，最常見的就是「非黑即白的兩極化思考」和「理所當然思維」。

尤其是經常「兩極化思考」的人，有很多都是完美主義的類型，看事情總認為「不完美就是失敗」，所以只要稍有閃失，多半就會認為全都沒救了，並為此情緒低落。

他們也多半不滿意自己的行為和成果，因此**「兩極化」的思考模式可說是相當容易罹患憂鬱症的類型**。

他們對於人際關係也是同樣態度。自己認為是朋友的人，稍微指責他們的過失，就會發脾氣，並片面認定「我還以為他是我的朋友，原來是敵人」。相反地，當受到敵人稱讚時，也會很輕易地主觀認為「沒想到那傢伙人很好，我要把他當朋友」。

不過，兩極化思考的人，更常把原本是朋友的人「認定為敵人」，因此也很容易陷入孤立。

人類這種生物的確是偏好黑白分明，認為這樣比較乾脆。

其中或許有些人對於「公司同事是自己的敵人或朋友」格外想劃分清楚。一起工作的人是可以信任的嗎？還是會扯自己後腿？——這件事如果不弄清楚就會坐立不安，這種心情也可以理解。

然而，人沒有完全的好人，也沒有完全的壞人。

世上很少有人是百分之百的邪惡。舉例來說，即使車禍的發生責任完全在肇事者身上，但肇事駕駛有可能是工作過勞導致疲勞駕駛，在這種情況下，不只是駕駛，連駕駛任職的公司也需要承擔管理責任。

如果排除蓄意傷人的類型（必須進行成長環境等的評估），這世上也不存在百分百的好人與百分百的壞人。

敵人和朋友也是如此，很難明確地分出敵我。

如果非黑即白的想法過於強烈，就會只由零星的言語或行為去定義對方，這樣一來恐怕會過於片面與簡化，也就是只根據對方的其中一個面向做判斷，無法由多方角度理解對方。

必須培養接受灰色地帶的能力

認知科學中有「**認知成熟度**」的概念，這是接納除了黑白之外還有灰色存在的能力，也是能忍受模糊地帶存在的能力，亦是能夠想出數個方案、不偏執於答案只有一個的能力。

比方說，藥物少量服用有療效，但大量服用就是毒。

但小小孩無法理解「少量是藥，大量是毒」的概念，他們只知道「好與壞」的二分法，卡通和電視節目也總是以這種簡單明瞭的方式，呈現正義使者與大壞蛋的角色。

然而，現實世界中有太多事情並不是非黑即白，無法單純用「好」與「壞」定義。隨著孩子們的身心成長、認知成熟度提升，才會逐漸瞭解這種複雜性，也才能夠容許一定程度的曖昧境界或不同深淺的灰色地帶。

這種認知成熟度會隨著年齡提升，不過通常也會隨著五十歲之後前額葉逐漸老化而下降。當中有些中高齡者會根據自己過往的經驗，認為自己的看法正確無誤，且對此堅信不移，完全不願意接納不同的意見。

事實上，每個人的認知成熟度衰退程度各不相同，有些人年輕時就是「兩極化」的思考模式，過了五十歲之後更需要特別留意。

平時要盡量不使用「好／壞」、「敵／我」等單純的方式去解讀事物，記住事物有不同深淺的灰色地帶，例如「我的意見約有九成與他相同，但有一成不同」，或是「這個部落格上寫的內容有六十%都沒用，不過有四十%值得參考」，這樣就能夠避免思考停滯，減少意志不堅的情況發生。

擺脫「理所當然思維」

另一個最具代表性的「認知扭曲」就是「理所當然思維」，或稱「應該做~思維」。

與「兩極化思考」等其他的「認知扭曲」相比，「理所當然思維」最麻煩的是，乍看之下容易讓人覺得「很正當」，如前面提過的「孩子應該照顧父母」的觀念也是如此。

舉例來說，單純以「好或壞」來判斷事物的人，會被認為是「不成熟」。

但是「應該做~」的思考方式，卻常被認為是「在社會生存所需的規範，似乎體現了分辨善惡的能力和正確的價值觀」，而且毫不猶豫就說出「應該做~」的人，表面上給人很可靠的感覺，在社會上往往也是受歡迎的人物。

可是，我認為年過五十之後，最好擺脫這種「理所當然思維」。

原因在於，受到「理所當然」束縛的人，往往思想僵化，認為「決定好的交貨期就必須遵守」、「不管有多辛苦也要獨自完成」等，而且他們還有一種傾向，就是不只這樣要求自己，也會要求別人。管理階層或上司如果都抱持「理所當然思維」的話，可能會在無意間將壓力傳遞給下屬，導致無法完成任務的員工倍感痛苦，最後形成一種讓人難以忍受的職場環境。

再加上年過五十已經與年輕時不同，因為體力有限，做不到的事情陸續出現。受「理所當然」觀念束縛，對自己設下高標準的人，結果就是把自己逼得走投無路。所以如果不趁現在改掉「理所當然」的思維，緊接而來的衰老將會壓垮自己。

我在前面提過，腦是從前額葉開始萎縮，有人比較早，**從四十幾歲起就逐漸退化**。於是，人的想法漸漸失去彈性，創造力和思考力也日益衰退，所以往往會固執己見，偏執的情況也更加嚴重，本就頑固的人變得更頑固，易怒的人變得更易怒。

因此，五十歲過後尤其必須小心「理所當然思維」。

畢竟如果被「理所當然」的觀念束縛，就會把自己困住，以至於動彈不得。

比方說，認為「人必須要工作」的人，因為某些原因無法工作時，就會產生「無法工作的我是廢物，沒有活著的價值」的念頭。

可是，任何人都有可能因故無法工作。原本比他人活躍的人，或許明天就出車禍而完全無法動彈，又或許會得憂鬱症而無法離床。

不過各國政府均有針對這種情況，提供人民生活保障的社會福利系統。就算因發生意想不到的狀況，需要使用政府提供的社會福利政策時，也用不著有罪惡感，更不必過於悲觀。

坊間經常有抨擊政府生活保障制度的言論，我想或許也是出於這種「人必須要工作」的「理所當然思維」。

此外，主觀認定「人理所當然應該工作」的人，因為對自己的評價過低，認為「沒有工作的人就是對社會沒有貢獻」，所以退休之後的生活會過得很痛苦。

說起來，「人要工作才有價值」這種觀念，不過是他個人自訂的標準罷了，卻因此困住自己，導致不安與沮喪逐漸擴大。

擺脫「偏執」與「成見」

這十二種「認知扭曲」思考模式的共通之處就是「偏執」與「成見」。有這類認知扭曲情況的人，容易出現憂鬱症狀，症狀更進一步惡化時，「偏執」和「成見」的傾向也會愈演愈烈。

因此，首先最重要的預防對策是，察覺到自己有認知扭曲。

其中，在男性身上常見的認知扭曲是「理所當然思維」，女性身上常見的是「非黑即白的兩極化思考」、「擅長臆測的讀心術」、「片面預測未來的算命師思維」、「以偏概全」的思考模式。儘管不能一概以男女性別來劃分，不過大致上來說，會因為一點小事就片面認定「那個人是壞人」，或沒有具體根據就推測未來會不幸，並為此鬱鬱寡歡者，通常以女性居多。

男性身上最常見的情況是「理所當然思維」，而且多半不只要求自己，也會要求身邊其他人「必須如此」、「只能這樣」，強迫他們盡到義務。

我認為這個結果也展現在日本男性的自殺率上。

如第24頁的圖表所示，憂鬱症患者的人數是女性較多，但自殺人數卻是男性高過女性。二〇二〇年的統計顯示，憂鬱症女性的人數是男性的一．五倍，但自殺男性的人數卻約是女性的兩倍。

事實上相較於女性，男性也有較強的「自己必須負起所有責任」、「給公司造成麻煩了」、「我這種人活著也沒用」等的想法，因此把自己困住，而且多數人即使身心煎熬，也依舊不會向周圍求助。

不管怎麼說，憂鬱症的可怕之處在於這種偏執會變本加厲，最後可能演變成自殺。

歷年自殺人數的變化趨勢

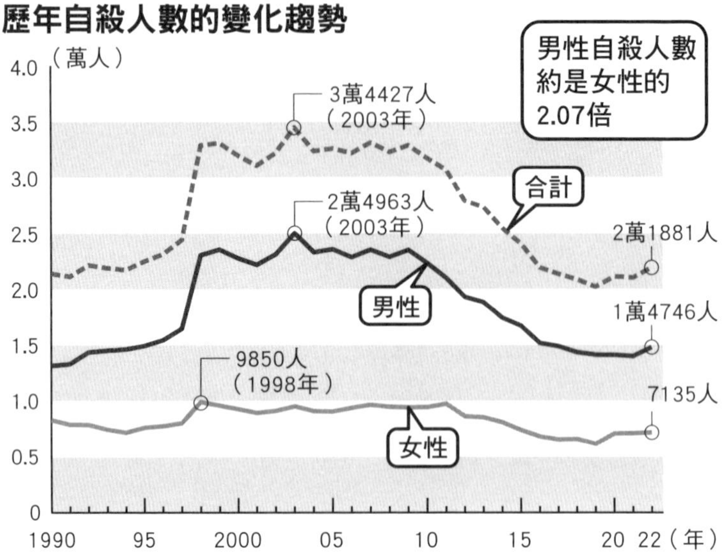

自殺人數通常是男性高於女性，根據 2022 年的統計，人數大約是女性的 2 倍。（出處：日本厚生勞動省自殺對策推進室）

因此，在憂鬱症發病之前要盡量小心，避免陷入「認知扭曲」；即使得了憂鬱症，平時也要記得改變對事物的解讀方式，這點很重要。

我再重申一遍，有問題的不是個性，而是「**如何接納事物**」的態度。

如何接納發生的事件和現實，在某些意義上來說，就像習慣或癖好，可以刻意去改變它。過程或許不容易，不過有意識地去做，就能夠改善。

凡事只要能夠持續下去，都會變成「習慣」，不知不覺間自然而然就能做到。習慣養成後，個性也會一點一點地改變。

所以如果未來不想得憂鬱症，或不想繼續過著更加憂鬱的生活，只要從現在這一刻開始改變就行了。

「只有這條路可走」VS「試試看才知道」？

停止「理所當然」的成見，我希望大家在六十歲之前養成「答案有百百種」、「試試看才知道」的思考方式。

提到「試試看才知道」，我就想到日本前首相小泉純一郎。

小泉首相當年提出郵政民營化，引起自民黨黨內的議員們極力反對時，他沒有說「這個政策一定會讓日本更好」，而是說「試試看才知道」，並持續推動實驗性質的政策。

他後來因推動年金改革而受到質疑時，曾說「人生有各種可能，公司也形形色色，員工也同樣如此」，儘管飽受批評，他仍堅持「答案不只一個」、「這樣不行的話，還有其他選擇」的思考方式，暫且不論好壞，這正可謂是不易憂鬱的思考模式。

我認為，至少小泉首相很少把自己逼入死角，也沒有憂鬱症狀的煩惱。

與小泉相反，老是說「只有這條路可走」，是另外一位前首相安倍晉三。站在精神科醫師的角度來看，這其實是風險很高的思考方式。

「只有這條路可走」的思維，會窄化思考方式，讓人無法想到其他種可能。於是當這條路行不通時，心就會生病，人生就會崩塌，更會被自己的話困住而動彈不得，陷入作繭自縛的窘境。

安倍首相曾因罹患潰瘍性大腸炎而兩次辭官。根據報導的症狀推測，安倍首相當時有可能有憂鬱狀態。

美國精神醫學會提出九項診斷標準，只要這九項持續兩週以上，即可診斷為憂鬱症；當中有五項以上符合的話，就需要懷疑是憂鬱症狀。而當時的安倍首相出現興致缺缺、經常感到疲勞、體重減輕、失眠、活力和判斷力下降、動作過於激動或遲緩（腦功能變遲鈍）等，有六～七項符合。以我的專業推測很有可能是憂鬱症狀。

「只有這條路可走」還是「試試看才知道」？對於這兩位政治家的評價因人而異，不過考量到心理照護的話，**「試試看才知道」的思維絕對是更加推薦**。

憂鬱症雖然是人人都有可能發生的疾病，但要想著「除了這條路之外，還有許多其他選擇」，不要想成「這條路行不通就完了」，這樣就不容易被負面的消極想法所局限。

因此在聆聽完憂鬱症患者傾訴後，我經常這麼說：

「或許可以這樣想，不過也有另一種思考方式喔。」

「試過才知道結果會不會真的是那樣。」

我沒有否定對方的想法，而是提供另外一個觀點，讓患者認知到自己的思考偏差，希望藉此改善憂鬱症。這樣的對話持續下去，就能夠讓患者察覺到世界其實充滿許多的可能性，進而讓對方的思考變得更有彈性。

我們的思考方式無論何時都要這樣：「這個方法如果不行，就試試其他方法吧」、「除了這條路，也有其他路可選」，培養經常思考三、四種其他可能的習慣，這點很重要。

另外，養成延伸思考的習慣也很重要，例如平時練習這樣的方式「或許是那樣，不過……」來拓展思維。

舉例來說，無論他人說的話，還是電視、書籍、報紙、雜誌等出現的內容，都不該照單全收，應該這樣想：「或許是那樣，不過也有其他見解吧？」、「不見得就是那樣吧？」試著找出其他的想法和可能性。

而且任何一派媒體都要看，正反兩種論調的雜誌等也都要閱讀，別被其中一方限制住，才能夠拓展思考的廣度，活化前額葉。

更進一步地觀看平常不接觸的電視劇類型、挑戰完全不曾讀過的哲學書等，積極擴展興趣範圍也很有效。

這些小事累積下來，就能夠培養出有彈性且正向的思考方式。

「理所當然思維」無法帶來成果

「理所當然思維」所帶來的弊害隨處可見。

舉個例子。我的母校東大醫學院有個「普遍的共識」，就是「既然畢業於東大醫學院，之後就必須成為大學教授」，換句話說，就是東大醫學院畢業後，要繼續留在醫局，參加大學附設醫院教授職位的晉升競賽，這才是標準的精英路線。能成為大學附設醫院教授的人是贏家，除此之外都被視為輸家。

實際上，在大學附設醫院裡，很多時候不管教授說什麼，醫師都必須聽從，所以每天都要忍耐並承受無盡的壓力。

相反地，若成為開業醫師，雖然必須自己想辦法經營，但不需要忍耐及聽從上司的指示。

此外，那些日本醫界稱為「贏家」的大學附設醫院教授，在退休後，能否找到滿意的工作二度就業也不確定。大學附設醫院教授在退休後找不到工作的例子，也是時有所聞。

但如果是開業醫師，過了六十歲還是可以繼續工作，所以很多人即使上了年紀，仍然按照自己的步調過著多采多姿的生活。也有開業醫師的醫院規模做得很大，甚至僱用大學附設醫院退休的教授。

由此可見，什麼是贏家、什麼是輸家，沒人能夠定義。當然每個人心中的輸贏標準不同，而且直到人生最後一刻，誰都無法得知自己是否取得了勝利。

我在從事醫師工作的同時，也在補教業擔任升學指導多年，在中學入學考試中，我也看到同樣的現象。

近年來家長過度執著於報考私立中學，有不少家長主觀認定「我家小孩必須考上這所私立中學」、「這所私立中學落榜的話，將來就無法進入東大或醫學院了」，所以對孩子嚴加指導，幾乎到了教育虐待的程度。

可是這種作法，可能導致孩子因此討厭讀書或讀得一塌糊塗，或以為自己頭腦不好，這樣反而偏離了原本想「考上理想學校」的目標。

就算孩子們順利考上理想學校，也可能因為這場考試而出現「倦怠症候群」，失去學習的欲望，造成往後課業的表現更差，或是在重要的大學入學測驗落榜。

這樣一來就本末倒置了。假如原本的最終目的是想要考上好大學，方法不是只有報考私立中學這條路，其實還有很多其他道路可以選擇，例如從小學高年級起培養英文能力，或是強化國中數學，為升高中的考試做準備。

如果報考了私立中學，能考上當然很好，但沒能進入名校中學，人生也不會因此就結束；即使沒考上名校中學，只要大學入學測驗考上理想的學校就好。

簡言之就是只要找到其他方法，最後成為贏家就好。

由此可知，太過執著在「理所當然」、「必須～」的話，注意力就會從原本的目的，轉移到步驟或過程上。

進入名校中學只是手段之一，不是目的，最重要的是能夠考上理想大學。假設國文很差的話，乾脆就放棄國文，改用其他科目爭取分數；遇到數學難題，一開始就先看解答，背下解題模式；或者也可以運用一些考試技巧，避免自己為了準備考試而過度內耗；或是廣交朋友以獲得更多資訊……就像這樣，可以想到的方法和技巧多不可數。

我這樣說，一定會有人批評：「那都是些旁門左道！」他們就是執著在「考試必須～」的人，但考試最重要的是結果，而追求「理所當然」並無法得到你要的結果。

在組織裡工作也是如此，過度受制於公司內部的規矩與形式，以及上司的意見和心情等，就會看不清原本的目的。拘泥於「理所當然思維」，只會搞混手段與目的。

四、五十歲的資深員工更需要**擺脫組織潛在的「理所當然」觀念**，莫忘目的和本質才是最重要。

電視是大腦老化的「加速器」

為了避免陷入「十二種認知扭曲」，平常就要養成檢視自身言行舉止的習慣，而看電視也是必須留意的行為。

雖然有部分電視劇和教育節目很優質，但政論節目卻容易助長觀眾的「認知扭曲」，強化他們的不安。

政論節目經常討論容易引起觀眾興趣的事件和狀況。由於闡述意見的名嘴們發言時間有限，所以通常都是單方面簡單發言而已，往往無法深入探討。

舉例來說，高齡駕駛踩錯油門與煞車，發生暴衝意外時，政論節目的來賓一致發表譴責的論調，認為「高齡者應該要繳回駕照」，但實際上由高齡者引發的交通事故並非最多。

依據日本警察廳公布的「二〇二二年交通事故發生狀況」中，以年齡層來看，每十萬名有駕照的駕駛，發生交通事故的件數，事故率最高的年齡層是十六～十九歲，共有一千零三十九件，其次是二十～二十四歲的五百九十七件。

反觀高齡者的統計結果，七十五～七十九歲是三百七十二件，八十～

八十四歲是四百二十三件，八十五歲以上是四百九十八件，儘管比三十～六十九歲這個年齡層多，但引起最多交通事故的其實是十六～二十五歲者。實際上十六～二十五歲者的汽車保險費也比其他年齡層高出數倍。

而且，有駕照的高齡者在最近十年大約增加了兩倍，然同一時期高齡者駕駛造成的死亡車禍件數反而近乎持平，所以可以說，就算高齡駕駛增加也沒有增加死亡車禍的發生。

我知道的例子只有一件。年近九十歲的高齡者開車暴衝造成死亡車禍，媒體故意報導得很聳動，大眾很容易印象深刻，因此有高齡者經常引發車禍的錯覺，但實際上並非如此。

這類事件透過電視臺的「以偏概全」（把單一事件當成是全部情況）、「標籤化」（片面認定某人就是這種人）、「選擇性注意」（只聚焦在單一人事物上）、「兩極化思考」（凡事都只有對或錯兩個極端的答案）等偏見剪接編輯後，灌輸進大眾的腦子裡，讓人渾然無所覺。

近年來的婚外情事件也是如此。名人的婚外情消息曝光瞬間，就不再只是當事人的私人問題，而是演變成連人性和人格都被放大檢視的大問題。

原本是演技人人稱讚的演員，發生這種情況後，眾人的注意力變成只放在他的缺點，再也看不到他的優點。有些人甚至被視為「人渣」。

就像這樣，電視常常會徹底否定犯了一點小錯者的整個人格，並灌輸觀眾「好人／壞人」的二元價值觀，只要繼續無腦看電視，這些被動接收的觀念就會削弱你的思考力，導致前額葉功能劣化，加速身心老化。

尤其是看政論節目還同意名嘴意見的觀眾，可說是具備了容易憂鬱的思考模式。

從這個意義上來說，電視是加速大腦老化的「加速器」，一點也不為過。

假如真的想看政論節目，就把自己當成其中一位名嘴，試著擁護受到抨擊的一方或反駁其他名嘴。這種做法在心理學和腦科學來說，都是值得推薦的「看電視方式」。

為了反駁，就不能全盤接受對方的意見，必須懂得質疑：「這個人這樣說，是真的嗎？」試著想想「有那些部分不合理」，調查「實際情況如何」，這樣做，就能夠促進前額葉活化。

此外，無論犯下何種罪，罪犯背後往往都有其原因。

當然，犯罪行為本身不可饒恕，但其動機或許是受到成長環境影響，又或者是有許多複雜的因素。

總之，如果繼續維持著「我就是無法原諒這傢伙」、「這麼壞的人真不是人」這種僵化的見解，思考就會到此停止，無法產生更多的想法。

所以別只是隨波逐流，去相信一看就懂的標籤、偏見，以及對腦來說最輕鬆的思考方式，**試著經常有意識地懷疑、思考、提問**。

這樣才能防止自己繼續老化，避免陷入憂鬱的思考模式。

質疑「理所當然」

在那些相信電視投餵內容的人身上，可以看到「與眾人意見相同會感到安心」、「只有自己一個人意見不同會很不安」的同儕意識。

這也與「重視『主流價值觀』，不允許異端存在」的同儕壓力有關。

可是人類本來就不可能所有人意見都一致，一但產生「必須和大家意見一致才行」，就會帶來壓力。當強烈的同儕壓力長期存在，就會成為內在壓力的來源，進而引起憂鬱症等精神疾病。

因此為了避免憂鬱，我們應當質疑那些被社會視為「主流價值」或「理所當然」的事物。

比方說，發生霸凌而造成學生自殺時，政論節目譴責出事學校的體制和本質，但斥責這些也只是在享受當「正義使者」的感覺，並無法解決問題。

真正需要做的，其實是要讓大眾了解，必須「遠離那種學校」、「勇敢找人傾訴」、「不要勉強自己忍受」等。

不只是學校，企業也一樣。

在職場過得很痛苦時，不要忍耐，離開就是了。日本人從小就被灌輸「逃跑不好」的觀念，但痛苦難受時逃走是人類最基本的自保本能，也是重要的生存策略，與是不是社會規範無關。

若挺身迎戰沒有把握能否勝利的話，就應該撤退；胡亂進攻或一味忍讓，都不是聰明的做法。職場也是，一味忍讓只會使身心筋疲力竭，最終得憂鬱症。若總是認為「逃跑很懦弱卑鄙」，那只會摧毀自己。

有些人事物的本質我們無法改變，如霸凌加害者、性騷擾的上司、對問題不聞不問的公司，在**環境惡劣的情況下就該逃離**。逃離並非懦弱，而是保護自己的方法。

資訊是生存的利器

幸運的是，現今有很多方法可以幫助弱勢者正面對抗困難或有效逃離。

首先，學會多種應對方法很重要，例如學校老師不應浪費時間在「為了防止霸凌，禁止取綽號」等無聊的做法上，應該好好教導學生「如果遇到霸凌或覺得痛苦，可以向學校請假」、「也可以選擇在保健室上課」、「一有狀況發生，立刻找心理輔導老師求助」。從小就應該教導孩子有各種逃脫的途徑，以及許多解決問題的方法。

這不僅只有孩子需要，成人同樣如此。

例如有部分人現在仍舊認為，把年邁父母放在長照機構很不應該。他們「因為父母養育我」的義務感，以及「把年邁父母送進長照機構很可憐」的情感束縛，而一肩扛起照顧的任務，結果很多人因此吃盡苦頭，身心俱疲。

父母症狀輕的時候，還能夠應付，一旦症狀變嚴重，僅靠義務感和情感往往難以支撐，甚至有照顧者因難以承受壓力，與被照顧者同時倒下的情況。若有親人可以互相幫助尚可支應，如果沒有，選擇長照機構絕對正確。

況且，長照機構的種類很多，從入住條件、軟硬體設施、費用等各有不同，即使是領最低生活保障津貼的人，也能找到適合的機構入住。

例如可以選擇公營機構、社會福利財團法人經營的養護中心，或根據條件入住民營的付費養老村。重點是要事前先仔細確認入住條件，不要主觀認為

「我領最低生活保障津貼，住不起養老院」。

建議事前多查詢相關資訊，瞭解之後再決定比較好。

對於生活費拮据的人，日本政府也提供最低生活保障津貼。前不久，某政論節目曾提到，因最近物價高漲，只領年金過活，沒有存款也沒有房產的人生活陷入困境。

受訪的來賓說，在日本，每月最低生活費用大約是十三萬日圓（約新台幣兩萬七千元），每月只領六萬日圓（約新台幣一萬兩千五百元）年金很難生活。

其實依照規定，假設請領的年金沒達到十三萬日圓的最低生活費時，還能加領一筆生活保障津貼。因此領完每月六萬的年金之後，若沒有其他收入，剩餘七萬日圓的差額可由生活保障津貼支付（但如果申請者有兒童撫養加給等補助，或申請者為可勞動狀態，或持有可變賣的財產時，就會無法申請）。另外，基本的醫療也會全額補助。

這類相關資訊若是透過電視媒體廣泛傳播，無疑能夠幫助許多生活困苦的人。媒體應該扮演的角色不僅是報導困境，更重要的是提供有需要的人，如何在生活陷入困頓時，申請補助以獲得幫助。

最低生活保障制度是根據日本憲法第二十五條「生存權」設立，也是每位日本國民的基本權利。

日本是民主先進的國家，行使生活保障是國民理所當然的權利。當無法僅憑個人資產和自身能力維持最低限度的生活時，可以行使國民權利，申請最低生活保障，不須覺得羞恥。

施行消費稅後，幾乎所有人都有納稅，接受生活保障津貼也不必有罪惡感。媒體沒有積極宣傳此類相關資訊，不禁讓人懷疑，是否因擔心請領生活保障津貼的人太多，進而影響到國家財政？

抨擊生活保障津貼最後會自食惡果

總之，生活在日本，只要有繳稅，就能夠獲得最低限度的生活保障權利。因此，年金不足以維持生活的人，大可坦然的去申請生活保障津貼。這樣可以讓困頓的人，在生活上稍微輕鬆些，每月還能享受一頓美味的外食大餐。

總之，生活有困難時，別想著自己一個人承擔，**找身邊的人商量、尋求幫助**。不管什麼事一定會有方法解決。

以前曾聽說過，有女性在遇到困難時，向縣市政府窗口諮詢，卻被窗口負責人以「女性應該有很多賺錢的方法吧？」這樣的言語調侃拒絕。如今，如果遇到這樣的情況，只要打開手機的錄音功能，並告知對方：「你剛才說的話我已經錄音了。」事情一旦曝光，說這種話的人可能會丟掉飯碗，所以現在幾乎沒有職員敢這樣說話。

由此可知，掌握克服困難的方法，是每個人都需學會的重要技能。

常聽到有人批評請領生活保障津貼的人「好吃懶惰」、「狡猾卑鄙」等，這些人要深思。

千萬不要讓「這些人好手好腳卻要政府養，真是可惡」這樣的氛圍在社會中廣泛傳播。因為誰都無法保證自己明天是否依然能夠健康地工作，也不能保證自己不會動用到社會安全網的照顧，所以抨擊請領生活保障津貼者，無疑是自己掐住自己的脖子，實屬不智。

與其抨擊生活保障津貼，不如檢討那些拿著國民稅金撥下的政黨補助款，同時又在募款餐會上募集鉅額政治獻金，卻都不繳稅的政客們，那才是真正影響國家利益的行為。

第二章

透過飲食與習慣
喚醒活力的「生活課」

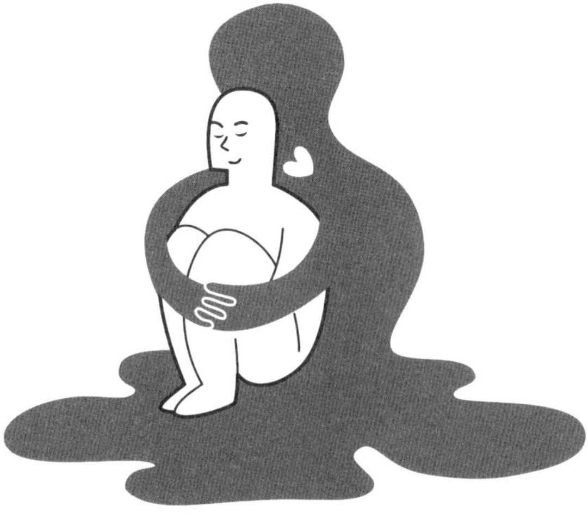

性荷爾蒙分泌減少的影響

五十歲過後，身心會出現巨大轉變，自律神經容易失調，常常感到不安，患上憂鬱症的人數也因此增加。對面這些挑戰，最重要的是調整解讀事物的方式和思考模式，同時找到適合自己的生活節奏，以及飲食、運動等有助於預防憂鬱症的生活習慣。

最重要的是，**維持荷爾蒙平衡**。

正如我在序章中提到，性荷爾蒙對人類的精神狀態有很大的影響。例如，女性在懷孕期間或生產後，荷爾蒙會急速改變，加上生產造成的壓力和疲勞等，容易出現憂鬱症狀，這就是所謂的「產後憂鬱症」。症狀包括過度低潮、不安、失眠、精力衰退、對事物失去興趣或感覺不到喜悅等，這種狀態若是持續下去，對母親和小孩都會造成嚴重影響。

此外，女性進入四、五十歲更年期時，會因荷爾蒙失調而造成自律神經異常、疲勞倦怠、熱潮紅、手腳冰冷、多汗、心悸等症狀，除此之外還會頻尿、排尿不暢、肩膀僵硬、關節炎、血壓變化劇烈等。

有不少人因為這些症狀而影響到工作和日常生活，因此前往婦產科就醫，才被診斷出是更年期障礙。

至於男性，男性荷爾蒙（睪固酮）的分泌在二十幾歲達到高峰，之後就以和緩的曲線持續遞減，七十歲過後，分泌量甚至會低於女性。

男性荷爾蒙不僅可以提高性功能，還能增加肌肉量、抑制內臟脂肪堆積、防止動脈硬化等，扮演著多種角色。因此上了年紀後，男性荷爾蒙分泌減少，會對身體造成各種影響。

舉個例子，假設你在做肌力訓練，卻覺得很難長出肌肉，此時可能需要檢查一下荷爾蒙濃度。因為男性荷爾蒙分泌量少的話，再怎麼鍛鍊，也無法像過去那樣增長肌肉。

此外，男性荷爾蒙也與判斷力、記憶力有關；分泌量減少，就會出現健忘、專注力下降、記憶力衰退，以及興趣減退等情況。

五十歲過後的男性，除了疲勞感、失眠、頻尿、熱潮紅、盜汗、暈眩、耳鳴等症狀之外，還可能出現不安、焦慮、鬱鬱寡歡，甚至勃起障礙等。男性荷爾蒙一旦減少，幹勁和好奇心也會跟著下降。

這種男性更年期障礙（ＬＯＨ症候群），與憂鬱症的症狀十分相似。

只要透過驗血，查看荷爾蒙濃度，就能判斷究竟是憂鬱症還是ＬＯＨ症候群，不過兩者都可以藉著提高男性荷爾蒙濃度來改善狀況。LOH症候群和憂鬱症患者在補充男性荷爾蒙之後，症狀都會明顯減輕，態度也會變得積極。

因此，不少五十歲過後的憂鬱症患者，除了服用抗憂鬱藥，也搭配補充荷爾蒙，以此恢復身心健康。

男性荷爾蒙愈高，社交能力愈強？

事實上男性荷爾蒙不只有男性才有。

女性體內也有，只不過年輕時分泌量遠比男性更少。男性主要是睪丸和腎上腺分泌，女性主要是卵巢和腎上腺分泌。

女性的男性荷爾蒙分泌量是在停經、更年期結束後逐漸增加，甚至在七十歲過後就會超過男性的分泌量。

女性在更年期結束後會變得充滿活力，而且積極主動，就是因為男性荷爾蒙分泌旺盛所導致。

男性荷爾蒙在人類活動上扮演著很重要的角色。

根據刊登在國際學術期刊《*Nature*》上的研究結果顯示，女性塗抹一定量的睪固酮會提高參與志工活動、捐款的意願。由此可知，男性荷爾蒙濃度高或性欲強的人，擔任志工或幫助弱勢的意願也較高。

此外，男性荷爾蒙也能提高社交性。

許多女性上了年紀後，喜歡與各式各樣的人交往，或經常與朋友出遊，這可說是隨著年齡增長，體內男性荷爾蒙逐漸增加所產生的常見情況。

另一方面，男性的男性荷爾蒙反而會隨著年紀愈大而遞減，因此他們開始不喜歡與人往來，更常選擇獨自窩在家裡。

男性荷爾蒙一旦減少，肌肉量就會下降，再加上不再外出，活動量減少，肌肉量又會更加下降。

除此之外，人際關係也會變得疏離，記憶力和判斷力也會下降，進而提高失智症的風險。

因此，如果想要永遠保持活力和積極態度，**男性荷爾蒙不可或缺**。

尤其是對五十歲之後的男性而言，維持男性荷爾蒙的濃度，正是後半輩子年輕活力的關鍵。

男性荷爾蒙愈高的人更重視公共利益，也有更高的志工精神、社交性、積極性，以及判斷力等。仔細想想，男性荷爾蒙高的人其實很適合當政治家。

回顧一下明治維新時期（約在一八六〇～一八八〇年期間）的政治家，確實發現很多人固然與女性關係複雜，不過他們在這個時期完成了日本的重大改革，成為近代立憲主義國家成員之一。

尤其是第一任首相伊藤博文，性好女色，喜歡找藝妓陪玩，據說因為「女人多到需要用掃帚掃掉」的程度，因此有「掃帚」的綽號。他的女性關係擺在今天這時代來看，依然不恰當，不過他是帶領明治維新後的日本，奠定近代日本基礎的代表性政治家。他除了反對征韓論，對日韓合併保持謹慎態度*，施行弱者友善的政治之外，還喜歡贈送禮物，對傭人也完全沒有高高在上的姿態，因此十分受到周遭人們的景仰。從這些小故事中不難發現，或許伊藤有高濃度的男性荷爾蒙。

荷爾蒙補充療法的功效

女性去門診看更年期障礙問題時，醫師一般都會進行荷爾蒙補充療法，以補充不足的女性荷爾蒙（雌激素）。

荷爾蒙補充療法在歐美很普遍，有半數女性都會接受，不過在日本接受的人數還不多。據說很多人擔心荷爾蒙補充療法會提高乳癌發生的風險。

但是，根據最近大規模的調查報告顯示，荷爾蒙補充療法不會增加乳癌風險。

二〇一七年的日本婦產科學會治療指引中也指出，新型態的補充療法反而會降低罹患大腸癌的風險。

此外，進行荷爾蒙補充療法之前，會仔細檢查是否罹患乳癌，治療後也會定期追蹤檢查，所以也有人說，罹癌死亡率反而因為定期檢查而下降了（但是

---

* 譯注：此時是中日甫簽訂《馬關條約》，日本開始轉向併吞韓國的時期。伊藤博文在日韓合併議題上是溫和派，主張徐徐圖之，但在伊藤博文遭朝鮮獨立派人士暗殺身亡後，日本不久就把韓國納入版圖，開啟朝鮮日治期（日帝強佔期）。

已有乳癌病史的人可能無法接受荷爾蒙治療，必須先請醫師確認。）

荷爾蒙補充療法能夠補足缺乏的女性荷爾蒙，維持荷爾蒙平衡，因此多半能夠擺脫更年期症狀，保持年輕和健康，所以症狀難以忍受時，建議找婦產科（婦科）醫師商量。

另一方面，男性的ＬＯＨ症候群，也是採用荷爾蒙補充療法效果最顯著。經由注射或塗抹等方式補充睪固酮之後，就能夠緩和更年期障礙的症狀。

這個問題在日本，主要是找有泌尿科或男性更年期門診、男性健診等的醫療院所接受荷爾蒙補充療法。罹患攝護腺癌等，對男性荷爾蒙有依賴性的癌症病患，有些特殊禁忌不能接受這種治療，所以必須先向醫療院所洽詢（原則上，四十歲以上且有自覺症狀者，日本健保可以支付*，然而現狀是日本接受荷爾蒙補充療法的人很少）。

即使沒有明顯的更年期自覺症狀，也有人會自費接受荷爾蒙補充療法，用來抗老化。

我本身也在抗老化醫學的國際權威克勞德・蕭強博士的指導下，替患者做過男性荷爾蒙補充療法，許多做過的人都認同這種療法的速效性，表示「我立刻就變得很積極」、「變得很有精神」、「感覺腦袋清晰」。這遠比營養補充品更有效。

不僅能提高積極意願，多半也會恢復性欲，因此**男性荷爾蒙補充療法吸引了很多患者持續接受治療**。

各位或許會感到意外，女性也可以接受這種男性荷爾蒙治療。補充少量的

＊ 譯注：臺灣健保給付的是荷爾蒙補充口服藥。針劑和凝膠不在健保給付範圍。

男性荷爾蒙後，女性也會產生積極的意願，變得更有活力。

實際上，在我的診所，也有女性經營者和創意家，很滿意做完男性荷爾蒙治療後，在工作處理上變得更得心應手。

這種門診是自費，而且價格不便宜，不過考慮到男女雙方後半輩子都能夠常保青春，這是一筆很划算的投資。

五十歲起積極增加肉類攝取

如果診斷出更年期障礙，可以像前面提到的那樣，接受荷爾蒙補充療法，補足缺乏的性荷爾蒙，就能夠擺脫更年期症狀，保持年輕和健康。

但是無法至醫療院所接受荷爾蒙補充療法的人，只要日常生活保持荷爾蒙平衡，也能夠維持身心年輕。

要保持荷爾蒙平衡，關鍵在於**營養**、**運動**，**以及性生活**（讓心跳加速的行動）。

上了年紀後，食量減少，可能導致營養素攝取不足，再加上男性荷爾蒙分泌下降，運動量也變得較少，所以在日常生活中刻意補充營養、培養運動習慣，並維持良好的性生活很重要。

這些調整方式中，最容易改善的是日常飲食。

一般認為，腦神經傳導物質「血清素」的不足是導致憂鬱症狀的主因，血清素會隨著年齡增長而遞減，所以有需要適時的補充。

製造血清素的原料是一種名為「色胺酸」的必需胺基酸。「必需」的意思是，對身體來說不可或缺的重要成分。人體無法自行合成這種必需胺基酸，只能夠透過飲食攝取。而色胺酸的來源主要是蛋白質，因此必須攝取蛋白質豐富的食物。

大豆和堅果類都很好，不過負責把血清素運送到腦的是膽固醇，因此攝取富含蛋白質及膽固醇的肉類是最理想的選擇。

在眾多蛋白質種類中，肉類可說是動物性蛋白質的寶庫，能夠活化男性荷爾蒙，使人積極行動，因此五十歲過後非常建議多吃肉。

血清素還能穩定精神，所以吃肉也有助於緩和壓力。

此外，肌肉會隨著年齡增加而逐漸減少，不管做多少肌力訓練，一旦肌肉流失就很難輕易恢復。蛋白質也是製造肌肉、內臟、骨骼等的材料，尤其是五十歲過後最好要提醒自己多多攝取蛋白質。

除此之外，蛋白質也是維持免疫功能物質的原料；蛋白質不足，免疫功能就會下降。一染上感冒就因肺炎而死亡的高齡者，多半都是因為蛋白質攝取不足，導致免疫功能衰弱。

為了擁有健康的老年生活，攝取富含胺基酸的蛋白質比什麼都重要，而最理想的食物就是肉類。

一百歲以上的高齡者稱為「人瑞」，這些人瑞當中有很多人都喜歡吃肉。一百零五歲高齡、超過百歲時仍然在醫療現場第一線奮戰的日野原重明醫師，就很喜歡肉，即使過了一百歲也仍然持續吃肉。

探險家兼職業滑雪好手三浦雄一郎也最愛吃肉。他說即使自己現在已經九十幾歲，還是經常吃牛排。

除此之外，活到九十九歲的作家瀨戶內寂聽也是眾所周知的肉食愛好者。

在我認識的長壽高齡者之中，活力充沛的人，也是愛吃肉者居多。為了保持身體年輕，多多吃肉類，攝取足夠的蛋白質很重要。

活化荷爾蒙的食物

但是有憂鬱症狀的人不只是缺乏食欲，也會變得不太能夠接受肉類。憂鬱症患者當中有很多人是「沒辦法吃肉，只吃得下清爽的食物」，這樣症狀反而會更加惡化。

因此最好在出現憂鬱症狀之前，就要確實攝取肉類。

儘管如此還是不愛吃肉，或已經出現憂鬱症狀、吃不了肉的人，可以食用牛奶和蛋，攝取動物性蛋白質。

還有其他很多食物能夠促進荷爾蒙活化。

以下僅列出其中一小部分，建議盡可能積極攝取。

・**牡蠣**：含有豐富的鋅，可調整荷爾蒙平衡。鋅是用來合成男性荷爾蒙的必要成分。

・**堅果**：具有強大的抗氧化作用，能有效預防老化。此外還含有豐富的維生素E，有促進腦下視丘發出分泌荷爾蒙的指令，因此也具有調整荷爾蒙平衡的作用。蒲燒鰻和油漬沙丁魚等也含有豐富的維生素E。

・**大蒜**：一般認為大蒜可增加男性荷爾蒙的分泌，搭配蛋白質一起攝取，能夠更進一步增加分泌量，因此大蒜搭配肉類一起吃，效果倍增。

・**酪梨**：含有維生素E、鎂、鉀、葉酸等，能同時活化男性荷爾蒙與女性荷爾蒙，對於維持荷爾蒙平衡效果很好。

・**洋蔥**：具有增加男性荷爾蒙的作用。

・**大豆**：不只能夠攝取到優質的大豆蛋白，還含有豐富的腦神經傳導物質原料「卵磷脂」，有助於活化大腦功能。大豆含有大量的大豆異黃酮，這是一種多酚，被認為具有類似女性荷爾蒙的作用，特別適合高齡女性攝取。

・**石榴**：對於改善女性更年期障礙、預防動脈硬化與骨質疏鬆症有一定的效果。

用餐時進食的順序也很重要。

關鍵在於「**先從蛋白質開始吃**」。

先吃碳水化合物的話，血糖會大幅上升，胰島素就會大量分泌。血糖劇烈變化會造成內臟負擔、細胞發炎，加速老化。

因此先從肉類、魚類、大豆製品等蛋白質開始吃，接著吃蔬菜，再來是飯或麵包，最後是甜點。按照這個順序用餐，就能穩定血糖上升的速度，減少對內藏造成負擔。

膽固醇不是壞東西

攝取富含蛋白質與膽固醇的肉類有很多好處，前面已經說明，不過一般人對於「膽固醇」似乎有很嚴重的誤解。

膽固醇是人體的脂質之一，也是製造荷爾蒙、細胞膜、膽汁酸等的原料，有不少人認為吃下含有高膽固醇的食品，容易罹患代謝症候群（內臟脂肪症候群），或認為膽固醇一高，就容易發生心肌梗塞。

膽固醇高的人，確實有很高的機率會死於心肌梗塞所造成的缺血性心臟病，但日本死於急性心肌梗塞的人數，大約只佔癌症死亡人數的十二分之一，死於癌症的人明顯更多。自殺死亡的人數則與心肌梗塞致死的人數差不多。

再來是，目前已知膽固醇高的人，不易罹患癌症和憂鬱症。

膽固醇指數下降的話，身體免疫功能也會跟著下降，反而容易罹癌。此外，膽固醇是製造男性荷爾蒙的原料，所以膽固醇減少，男性荷爾蒙也會分泌不足，很容易得憂鬱症。

因此進入中高齡期之後，反而比較建議別降低膽固醇指數。

在美國，死於心肌梗塞的人數與死於癌症的人數差不多，因此才會宣導要降低膽固醇指數。但日本是死於癌症與自殺的人數較多，這種建議或許不適用。

日本與美國的飲食習慣也大不相同。美國人多半大量吃肉，因此死於心肌梗塞的人也多，所以一九八〇年代便開始宣導「吃太多肉對身體不好」，建議民眾從每天平均吃三百公克肉類減少至兩百公克。

然而一九八〇年代的日本人，肉類平均攝取量約六十八公克。日本和美國在吃肉量上原本就完全不同。

結論是，在日本，缺血性心臟病患者並不常見，刻意降低膽固醇指數沒有意義。膽固醇指數降低，反而會有癌症、憂鬱症增加的風險。

現在日本人每天攝取的平均肉量是一百公克左右，根本不需要繼續減少肉類攝取。為了預防癌症和憂鬱症，我認為每天吃肉量最好增加到一百二十～一百五十公克。

再說，健康相關的學說每年都會改變，並非永遠不變，所以太過在意健檢的數字對精神健康也不好。

日本臨床檢查標準協議會重新檢視了膽固醇的相關資訊，並在二〇二三年四月修正了標準。膽固醇指數過去的標準是「一五〇～二一九」，現在調整為「一四二～二四八」。

最近的研究也發現，膽固醇指數超過二五〇雖然會增加罹患腦中風、心肌梗塞的風險，但在二四〇左右，反而能夠提高血管的彈性。

更進一步來說，有一項以東京都小金井市七十歲以上的高齡者為對象，針對膽固醇指數與死亡率相關性的調查，結果發現最長壽的反而是高膽固醇指數組。

意思就是，膽固醇指數略高的人更容易長壽。

順便補充一點，各位都聽過膽固醇中有「好膽固醇」HDL膽固醇（高密度脂蛋白膽固醇），以及「壞膽固醇」LDL膽固醇（低密度脂蛋白膽固醇）；低密度脂蛋白膽固醇之所以稱為壞膽固醇，就是因為它是動脈硬化和心肌梗塞的主因。

但事實上，使人不易罹患癌症和憂鬱症的膽固醇，也正是人稱「壞膽固醇」的ＬＤＬ膽固醇。不管好膽固醇或壞膽固醇，對人體來說都具備重要作用，因此我認為過度在意健康檢查的數字，對膽固醇指數膽顫心驚，一點意義也沒有。

飲食生活中，最重要的就是不要避開肉類和脂肪，平常就應該從肉類、魚類、蔬菜等食物中攝取均衡營養。等上了年紀之後，最好盡量多吃肉，但單靠吃肉也不足夠，關鍵在於別把膽固醇當成壞東西，**要以蛋白質為核心，全方位均衡攝取營養**。

醫療不應只是「減法」，更需要「加法」

不只是膽固醇指數，血壓和血糖值等很高時，很多人會找醫生開立處方，吃藥降低數字。這種檢查數字一出現異常就靠吃藥恢復正常，屬於「減法治療」。健康檢查指數一旦出現異常——

「要減鹽」

「要避免油膩食物」

「要控糖」

「要運動減重」

諸如此類，醫生通常會要求你改變現狀，「減掉」過多的東西。

但在維持健康上，我更重視的是「加法治療」。

過去三十多年來，我持續為高齡者看診，也提供逆齡抗老化治療，根據我的經驗，高齡者需要的不是執著於數字的減法治療，而是逐漸補充自己身體缺乏之物質的「加法治療」。

年紀到了某種程度之後，營養不能少。

若想上了年紀仍然活得年輕健康，「補充」缺乏的營養素最重要。

舉例來說，負責把葡萄糖轉換成能量的維生素 B_1 如果不足，攝取的熱量就無法轉換成能量消耗掉，無法消耗掉的熱量就會變成脂肪囤積在體內，降低基礎代謝，加速老化。

不吃肉也會導致血清素不足，無法活化荷爾蒙。

蛋白質如果不足，就會失去肌肉張力和頭髮韌性，加速外觀老化。

女性缺鈣的話，很可能罹患骨質疏鬆症。

另外，為了健康而過度減鹽的行為，也必須重新評估。

五十歲過後腎臟留住鈉的功能逐漸衰退，因此鹽分一旦不足，很容易發生低血鈉症。低血鈉症最糟糕的情況會神智不清、痙攣等。這種時候如果去運動，是相當危險的。

就像這樣，控制飲食導致身體的必需營養素不足，精力和活力被奪走，也損害了免疫力，因此對於五十歲以上的人來說，**「營養不足」造成的危害遠比「營養過剩」更大。**

上了年紀後，多增加食物的種類，補充缺乏的物質，更能夠防止老化。今後即將進入老年期的中高齡者，也要考慮確實攝取足夠的營養素。

當健康檢查發現血壓和血糖的數字偏高時，通常就被視為有動脈硬化的危險，然而，此時身體可能尚未出現任何異狀，但如果讓動脈硬化繼續惡化，預估大約二十年後，才可能會發生腦梗塞或心肌梗塞。

因此，如果是未來人生還很長的中高齡者，建議聽從醫生的提醒，別攝取過多的鹽和糖，但也用不著害怕過量。有些醫生會說：「膽固醇指數過高會導致心肌梗塞」或「血壓高若不治療可能會引發腦中風」，但也有部分患者最終並不會罹患這些疾病。

當健康檢查發現血壓和血糖的數字偏高時，應當提高警覺，這可能意味著，或許未來二十年內有腦梗塞或心肌梗塞的風險，為了預防這些情況發生，建議及早進行專業的腦部與心臟檢查。

瘦的人不長壽

營養不足不僅容易得憂鬱症，還會導致免疫力下降，加速老化。因此五十歲過後建議不要採用「節食」類型的減肥法。

我現在也在健檢門診指導代謝症候群的患者，一般人經常誤以為，有代謝症候群就容易發生心臟病、腦中風，或容易早死，這是天大的誤解。

根據日本宮城縣針對不同體型者平均餘命進行的大規模調查，結果發現，

「瘦」、「正常」、「輕度肥胖」、「肥胖」這四種體型當中，平均餘命最短的是「瘦」的人，而且男女都是（調查期間：一九九五年一月一日～二〇〇六年十二月三十一日）。

另一方面，平均餘命最長的反而是「輕度肥胖」的人。其次是「正常」的人，最後是「肥胖」的人。而且與「瘦」的人相比，「輕度肥胖」的平均餘命，男性約高出七年、女性約高出六年。

「輕度肥胖」就是BMI值二十五以上、未滿三十的人，也就是一般稱為「微胖」的人。

一般認為最理想的BMI值是二十二，但根據世界各地諸多研究結果顯示「最長壽的人BMI在25以上」。

最短命的是瘦子，比微胖的人早六～七年死亡。這結果相當衝擊，因此**「瘦就是健康」的觀念並不正確。**

不同體型的男女平均剩餘壽命

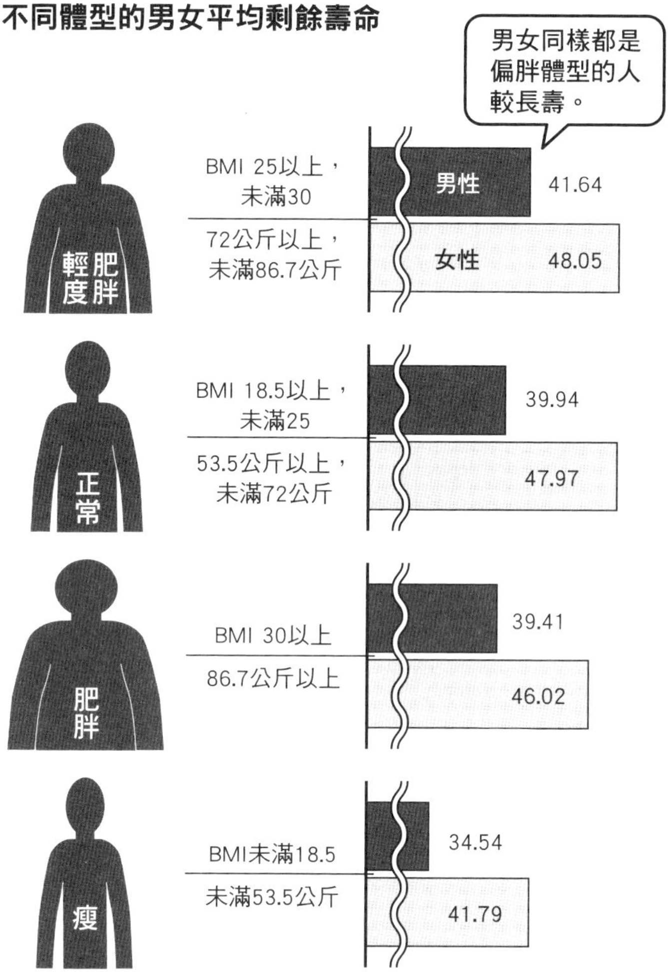

以宮城縣內約五萬名四十歲以上的居民為對象，進行為期十二年的調查。男女同樣是四十歲時，體重是以身高一百七十公分做比較。BMI的計算方法是體重Kg÷（身高m×身高m）。（出處：2009年「日本厚生勞動省五萬人調查」〈研究代表者：辻一郎東北大學醫學系研究所〉）

中高齡者若想成功減重，重點不在於減少食量，而是應該均衡攝取多種類的食物，並養成少量多樣的飲食習慣。

食量減少不僅會降低基礎代謝，也會導致身體的必需營養素，如：維生素和礦物質等減少，造成細胞老化，反而變成易胖體質。

尤其是早餐，一定要確實吃。

血糖值從前一晚的晚餐過後就持續下降，到了第二天的白天，大腦都處於飢餓狀態，若到中午之前什麼都沒吃，會加速大腦老化，使大腦無法發揮作用。

早餐一定要確實吃，才能夠促進前額葉活化。

飲食控制會加速老化？

我也不會建議患者控制飲食，反而會勸他們盡量多攝取各種類型的食物；因為攝取的食物種類一旦減少，營養就會失去平衡。

遇到缺乏食欲的人，我會建議他們先從自己能吃的食物、喜歡的食物開始吃，用不著克制忍耐。

因為順應大腦吃下現在想吃的東西，**帶著幸福的感覺享受食物，才是最重要的事**。

成為中高齡者之後，很多人聽從醫師的建議控制飲食。

但如同前面提到的，只是少吃一點還無妨，太過嚴格的飲食控制往往適得其反，危害健康。

因為忍著不吃想吃的食物或喜歡的食物，持續過著這種生活，防止癌症發生的「自然殺手細胞」活性就會降低，毫無疑問的免疫力也會跟著下降。

雖然引發癌症的主因眾說紛紜，不過每天要擊退體內產生的癌細胞，一定少不了免疫系統的力量，所以飲食控制降低了「自然殺手細胞」的活性，也間接提高了罹癌的風險。

目前日本國內每年死於癌症的人數約有三十九萬，佔日本人死因排行榜的榜首。死於腦梗塞的人大約六萬多一些（死於腦血管疾病的人數約十一萬），因此死於癌症的人是壓倒性多數。由此可知，我們最好盡量遠離需要忍耐和容易累積壓力的生活。

此外，免疫系統與憂鬱症等精神疾病也有很大的關聯。

近年來透過「精神神經免疫學」，使得我們對於身與心的關聯有了更深入的認識，結果發現，憂鬱症等精神神經疾病與免疫系統息息相關。

舉例來說，身體免疫力降低時，也容易出現憂鬱症狀。

染上感冒或免疫力下降時，就會變得莫名地想要依賴別人，或產生「可能會治不好」等毫無根據的不安，我相信人人都有過這種經驗吧？身體不舒服，免疫力下降時，心理狀態也會變差；心理狀態變差時，免疫力也會下降，所以身體狀況變得更差，這三者之間環環相扣。

再者，男性荷爾蒙是聽從大腦的命令分泌，然而壓力會使得腦功能下降，於是男性荷爾蒙的分泌量也就跟著下降。

此時最重要的是，要盡量降低生活壓力。

我的一位罹患糖尿病的朋友，被醫師和家人禁止所有最愛的東西，只能吃調味清淡的食物，因而得了憂鬱症。

他聽了醫生的話克制忍耐，結果反而降低了免疫力，縮短了健康壽命。一旦放棄對食物的興趣，壓抑了吃東西的樂趣，就會加速老化。

人類的壽命有限。

與其忍著不吃自己喜歡的食物，留下只能吃藥的痛苦回憶，不如盡量充實剩餘的人生，這才重要，不是嗎？

透過補充營養調整身體

老化的原因之一就是身體「氧化」。為了抑制氧化，積極攝取具有「抗氧化作用」的食物很重要。

無法由食物攝取足夠營養的人，也必須利用營養補充品來補充。

營養補充品並非藥品，如果要分類，是被歸類在「健康食品」，也就是內含維生素、礦物質、膳食纖維等營養素，以及對身體有效的物質，具有預防疾病、增進健康的功效。

「把數字異常的血壓和血糖下降到正常值即可」的治療會奪走人的活力，所以應該盡量減少。想要活得比現在更有活力的話，服用預防老化的營養補充品也是一種策略。

尤其是進入中高齡期之後，體內製造抗氧化物質的能力衰退，所以建議多加利用營養補充品。

我本身也在之前提過的克勞德・蕭強博士的指導下使用營養補充品。

我雖然平常就在吃各式各樣的食物攝取營養，不過還不夠，我根據驗尿和驗血的結果，請博士開給我缺乏的元素，現在每天服用約二十種營養補充品。也因為如此，目前身體狀況都很好。

以我來說，我會服用在產生能量上很重要的肉鹼、有效維持肌肉和神經的鎂、提高免疫力的維生素B群、消除活性氧的輔酶Q10、硫辛酸、維生素C、促進血液循環且有效預防動脈硬化的葉酸、超級Omega-3（EPA、DHA）、促進腸胃蠕動的麩胺酸、排出鹽分降血壓的鉀等營養補充品。

服用營養補充品時，理想做法是先去驗血、驗尿，分析並選擇自己體內缺乏的營養素，但我相信多數人都無法做到這樣。

因此蕭強博士推薦下列這些具有高度抗氧化作用的防老化營養補充品。

- 維生素E（防止細胞氧化）
- β-胡蘿蔔素、維生素A（破壞致癌物質）
- 硒（利用強烈的抗氧化作用去除活性氧，幫助延緩老化）
- GliSODin®（含有豐富的酵素，可以保護細胞遠離氧化壓力、防止老化）

可提升免疫力、具有增加男性荷爾蒙作用的維生素D也很推薦。

歐美有很多人服用保持年輕和健康的營養補充品，但日本人普遍都排斥營養補充品。

也有人認為比起營養補充品，吃食物更容易吸收營養，因此主張「營養最好從三餐中攝取」，但事實上也有一種說法認為，人體對營養補充品的吸收效率更好。

可以確定的是，吃營養補充品至少比什麼都不吃好。經常外食、或有很多不能吃的食物、或偏食的話，還是藉由營養補充品補充營養比較有效。

比方說，討厭魚的人忍耐著吃魚、討厭納豆的人勉強吃納豆，都會帶來很大的心理壓力，反而有害健康。既然如此，我認為利用營養補充品輕鬆攝取DHA和異黃酮，對身體更好。

況且隨著身體老化，服用的藥物種類也愈來愈多，多種藥物合併服用通常對健康有害，不過營養補充品不是藥品，可視為食品，種類多也沒問題。

再來是可以持續吃兩週到一個月左右的營養補充品觀察情況，自己判斷身體狀態很重要。

原則上如果身體狀況好，感覺適合自己的話，就繼續服用；假如感覺不到效果就停止服用。

若能感覺到變得「有精神」、「不易疲勞」、「皮膚狀態好」、「排便順暢」等身體狀態，就代表有效。

但假如沒有特別感覺到效果，或是與體質不合，就不必再服用。雖說不會傷害身體卻也是浪費金錢，所以應該果斷停用。別想太多，先試試看最重要。

提到營養補充品的逆齡效果，我認為它的主要作用應該是**維持現在的年輕狀態**，而不是讓身體變得比現在更年輕。我自己的實際感受是，自從我四十八歲開始認真服用營養補充品，就不再有「變老」、「上了年紀」等感覺。營養補充品當然並非萬能，但能夠攝取到光靠三餐不夠補足的營養素，協助維持身心的年輕，就是營養補充品的作用。

想要維持現在的年輕，有興趣的人請務必試試。

將「悠閒散步」納入日常生活

除了飲食生活外，在因應憂鬱症與防止老化上，逐漸受到重視的就是適度運動、充足睡眠，以及避免累積壓力。

尤其是為了健康而運動的人不少，定期活動身體，能讓血液帶著大量氧氣供應給肌肉和內臟，促進全身細胞活化，因此我也建議把運動納入生活習慣。

除此之外，有氧運動能夠促進荷爾蒙與血清素分泌。血清素一增加，不僅能夠改善憂鬱症，也不容易感到不安。

可是，劇烈運動對身體反而有害，必須留意。

舉例來說，使呼吸急促的運動不僅會造成心臟很大的負擔，也會讓體內製造出大量的活性氧。活性氧是引起老化和疾病的原因，所以若想要保持年輕，就要避免製造活性氧。

尤其是五十歲之後，最好避免會造成肌肉痠痛及疲勞延續到隔天的運動。比起這類高強度運動，更推薦能夠長時間持續的適度運動。

例如快走、慢跑、水中漫步、游泳、騎腳踏車、太極拳、瑜伽等。去棒球打擊練習場、高爾夫球練習場也不錯，總之，最好是選擇自己喜歡的運動。

坊間也有許多能讓肌肉振動的運動器材，使用那種器材輕鬆運動也可以。我自己也在用。

總之就是自己可以做到又不會太勉強、能夠持續下去的運動最好。還有正念冥想、放鬆法等各種方式，只要能夠持久都很好，請大家多嘗試。

其中，最建議大家去做的就是散步。

不是如快走一樣專心走路，而是「悠閒散步」，就是散步時邊走邊觀察四周。

就像日本演員高田純次的節目《純散步》（朝日電視臺系列）一樣在街頭閒逛，看到喜歡的店家就進去看看或購物，享受著「我喜歡這家咖啡廳的復古氛圍」、「這裡新開了一家拉麵店」、「這裡在排隊，過去瞧瞧吧」等新發現，閒散地走在路上。我經常這樣散步，順便走進不同街道的拉麵店吃最愛的拉麵。利用這種方式增加自己的愉快元素，**在散步的同時刺激大腦與情感**。總之，關鍵就是飲食和運動都要選擇能夠持久進行下去的方式。

搭乘捷運或公車通勤移動時，提前下車，多走一站距離也可以。每天堅持去做，一個月之後就能養成好習慣。

明明不習慣運動，卻因為「我已經加入健身房會員，非去不可」，這樣反而會有壓力，而壓力會導致免疫力下降，所以最好別這樣，容易適得其反。

早晨的陽光有助平衡荷爾蒙

想要維持充足的睡眠與規律的生活節奏，最重要的就是充分曬太陽。尤其是早晨到中午之前的陽光。

一起床就立刻打開窗簾，讓晨光照在身上吧！

沐浴在早晨的陽光裡能夠**活化腦幹的縫核**，促進血清素和褪黑激素等分泌，使神經傳導物質維持良好的平衡。

我在前面提過，血清素在憂鬱症治療上扮演重要的角色；血清素的供給充足的話，患者就能夠以穩定的精神狀態度過一天。

新冠肺炎疫情之後有愈來愈多人遠距工作，外出的機會減少，除了身體活動變少的壞處之外，也減少了曬太陽的機會。

一直待在家裡面對電腦的人，必須盡量多去外面曬太陽；若沒時間，就在陽台或院子裡放鬆身體也可以。

另外，曬太陽產生的褪黑激素，是與睡眠息息相關的荷爾蒙，具有提升免疫力、防止老化、預防憂鬱的效果。

早上曬太陽讓腦子徹底清醒，晚上的睡眠品質也會更好。

關於睡眠時間，我們經常聽到「睡七個小時就夠」的說法，但這並非適用於每個人。適度的睡眠時間是多久因人而異，所以不需要神經質地認為自己「必須睡滿X小時」。

選擇對自己來說最不勉強、感覺恰到好處的睡眠時間長度最重要。

不再「怦然心動」就是老化的開始

五十歲過後，也是對「性」的欲望出現個人差異的時期。性荷爾蒙減少，使得有些人對戀愛情感與性方面的好奇心減少，但也有些人仍舊生龍活虎。

例如，公司裡有新員工加入，如果是以前，你會好奇：「對方是什麼樣的人？」現在則完全不感興趣。假如有這種情形，可能是男性荷爾蒙或女性荷爾蒙減少，使得性欲及對異性的關注程度降低了。

為了保持五十歲過後依然年輕，想談戀愛的欲望和性欲也很重要。

不過，用不著到產生性欲的程度，對偶像感到心動也可以；在夜店等地方遇到聊得來的對象，並為此感到開心，這種程度也可以。

重要的是不管幾歲，都持續有「怦然心動」、「小鹿亂撞」的感覺。

女性追星、參加偶像應援活動，或是對健身房教練產生好感，都能夠活化女性荷爾蒙，讓肌膚變得有光澤。

這種怦然心動、小鹿亂撞的感覺，不僅能使性荷爾蒙分泌變活躍，也可以刺激前額葉，促進大腦活化。

有些人一談到這種話題就會皺起眉頭說：「年紀多大了還怦然心動，丟不丟臉」、「幾歲人了，真不害臊」。

可是這是重返青春的必要之舉。

如果夫妻之中的其中一方談戀愛的話，夫妻關係就會出現裂痕，所以不可以對有伴侶的人做這樣的建議，但可以在配偶允許的範圍內重返年輕，例如上夜店、追星等。有了這些目標就會積極外出、注重穿著打扮、跟上時代潮流、話題更多元，對於防止老化百利而無一害。與平常不會往來的年齡層交談，也能刺激前額葉。

不過，如果夫妻雙方同意採開放式關係，那麼要各自去談戀愛也可以。彼此放對方自由，或許反而能夠重新看到對方的優點。

至少產生戀愛的感覺，就可以讓男性增加男性荷爾蒙，因此回春。

女性的好處更多，談戀愛可使女性荷爾蒙增加，肌膚也會恢復年輕漂亮，不易得骨質疏鬆症。更重要的是，女性的男性荷爾蒙也會增加，產生渴望，變得活躍，也會更加積極與人交往。

最近我在各種場合半開玩笑、半認真地說，我正在考慮打造一間為中高齡客群設計的「精英公關俱樂部」。

不同於目前多數由強勢自我風格的年輕公關主導的俱樂部，我所構想的是一個由四、五十歲、擁有大學或研究所學歷的高知識男性，專注傾聽客人心聲的俱樂部。

或者是「臨床心理師俱樂部」，由擁有臨床心理師證照的男性擔任公關，當成傾訴的對象，一小時收費三萬日圓（約新台幣六千六百元）。仔細聆聽你說話，或陪你玩戀愛遊戲等，藉此排解日常生活壓力。

請擁有臨床心理師執照的女性來當公關，仔細傾聽客人煩惱或許也不錯。

總之，往後高齡者將愈來愈多，**大家都有老了之後仍然能夠感受到心動的需求**。

「年華老去，枯萎亦是一種動人的美。」這種話只是媒體編造的謊言。

拋開這種想法，無論男女都應盡情心動很重要。

另外，有一點也很重要。想要增加男性荷爾蒙，積極多吃含鋅——人稱有「壯陽」效果——的牡蠣、大蒜也可以。請參見116〜118頁的食物列表。

享受「性生活」

上了年紀後，不只怦然心動，就連性生活也是必須的。愈好色的人，愈健康、壽命愈長，因此我認為性觀念可以開放一點。

舉例來說，美國和歐洲各國基於自由表達的觀念，對色情片的法規很寬鬆，但在先進國家當中，對色情片依然禁止的就只有日本。＊

除了男性荷爾蒙補充療法外，能夠最快促進男性荷爾蒙分泌的，其實是看色情片。

在日本，高齡者一看到A片、裸照等就會蹙眉，但以回春的角度來看，性不應該被視為禁忌。高齡人口多的日本最應該解禁色情片，但遺憾的是政治家們的思想太僵化。

與日本不同，北歐國家如瑞典和丹麥，對高齡者採取了令人意想不到的策略。

自一九六〇年代起，瑞典與丹麥就十分關注人口高齡化的問題，就如現在的日本一樣。為了帶給老人活力，兩國政府從一九七〇年左右解禁色情片，讓色情片的上映合法化。瑞典尤其被稱為「性教育先進國」，還施行一些非常獨

＊譯注：大家會覺得奇怪，日本不是A片大國嗎？哪來什麼「色情片沒有解禁」。事實上日本的法律對於A片有諸多嚴格的限制，如：不能暴露性器官（所以通常沒有除毛）、私處必須打馬賽克等，如果A片的內容不符合規定，就會觸犯《散播猥褻物罪》。

特的政策，因此國民的幸福度也很高，國內幾乎沒有臥床的老人。

這種有實質性的思考方式，值得日本效法。

好色不是壞事。不要自己踩煞車、別認為「都這把年紀了還不知羞恥」、「很丟臉」，才能夠保持青春不衰老。

第三章

試試看才知道的「行動課」

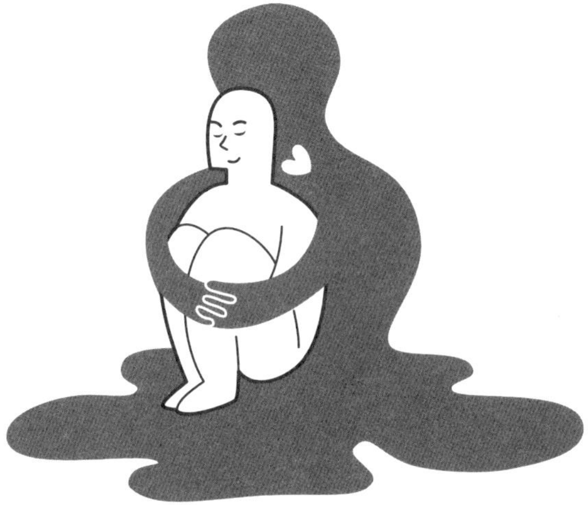

是否能轉念

本書第一章是擺脫「偏執」和「成見」的「思維課」，第二章是改變飲食與習慣的「生活課」。五十歲過後更需要的是改變自己的行為，所以本章要談的是，凡事試試看才知道的「行動課」。

年近五十和五十幾歲的人始終相信「只要全力以赴，就會得到好結果」。這或許是父母和自己都是經歷過經濟高度成長期的世代，所以會相信「只要努力，就會成功」，對於物價上漲、薪水卻不漲也沒有抱怨，長期不景氣也能夠忍耐，新冠肺炎疫情後也很少有機會紓解壓力，儘管如此還是想辦法努力撐過來。

但若要打贏人生後半場戰役，就必須轉換思維。

說起來，日本人從小學到中高齡期，都不斷被灌輸「我現在只要忍耐，將來就會有好事發生」。

可是上了年紀後，這個觀念逐漸不適用；想吃的東西現在不趕快吃，以後或許就吃不到了；想去的地方現在不去，也不知道什麼時候就站不起來了。繼續忍耐，只會錯過所有快樂。

而且，中高齡期開始，如果沒有積極行動，到了六十歲之後就會迅速老化，無法擁有充實的後半輩子。

別再相信「我現在只要忍耐，將來就會有好事發生」，告訴自己「與其寄望未來，好好享受現在吧」。

明天死亡的機率比今天更高，換句話說，今天就是餘生中最年輕的一天。

也可以說，能否轉念，將決定你會擁有什麼樣的後半生。

一般來說，隨著年紀愈大，人總是習慣避免新的開始，避免做出改變，甚至是避免失敗。人類的前額葉最早會在四十幾歲開始明顯萎縮，首當其衝的就是積極意願和好奇心減弱。

但現在是百歲人生的時代。靠著惰性度過剩餘的漫長人生不僅無聊，大腦功能也會衰退。我希望現在五十幾歲的人，務必要秉持實驗精神，在人生後半場也不忘挑戰新事物，活得精力充沛。

五十歲正站在銀髮族世代的入口，想想自己在人生後半段要做什麼、今後要如何生活，並事先做好準備吧！

先試試看吧！

有些人在行動時一遇到障礙，就會片面認定「反正一定會～」。

尤其是思考模式比較負面的人，他們遇事往往會主觀認為「反正不會順利」、「早就知道會這樣」，但資訊和社會形勢時時刻刻都在改變，以偏執的態度看待各種事物，就會什麼也開始不了、做不成。

舉例來說，能否與喜歡的人交往，沒有表白不會知道。當然表白後很可能被拒絕，但聽到「其實我對你也有好感」的可能性也不見得是零。

精神科醫師森田正馬創立的森田療法，經常提倡「試試看才知道」的觀念，在行動之前無法預測結果，所以重要的是先勇於嘗試，實際嘗試過各種挑戰後再修正即可。

凡事都是試試看才知道答案，這點在醫學界也一樣。

例如，當醫師遇到血壓高的病患，往往會主觀認為：「血壓正常才能夠長壽。」不少醫師沒有考慮到患者的個別差異，或只相信「這個症狀用這個藥」就不會錯。

問題是，每個人的身高、體重、年齡都有差異，藥物適合的用量與功效，也都不一樣。尤其是在精神科，患者的心理狀態不同，出現的症狀和不適程度也截然不同，所以「這個症狀用這個藥」不見得是正確答案。

患者現在出現這種症狀，所以用這個分量的藥物或許有效——看診的過程必須像這樣思考且不斷嘗試，並適時提醒患者「沒效時要告訴我」或「感覺不舒服時我會換藥」。反覆測試各種藥品和適合的用量之後，才能夠找到最有效的「正確答案」。

就像這樣，患者服藥後能否好轉，試試看才知道。

其中也有人服用血壓藥後暈眩，也有人因此跌倒，還有人出現肝臟受損的副作用。

「試試看才會知道答案」是科學，「沒做之前就出現答案」是玄學。醫師如果偏執地相信「患者吃下這個藥就能長壽」，那就不是醫學，而是玄學了。

此外，那些想法很靈活、認為「試試看才知道」的人，往往會選擇「我們先試試吧」。

不管是哪種行動，只要試過，就有機會結交異性朋友，或與某些工作產生連結，或發現新的興趣，這些嘗試不僅能拓展視野，還會提升遇見快樂的可能性。

試過之後未必總是順利，但有時也能得到某些收穫。就像參考網路上的餐廳評價，或許可以避免踩雷，但最重要的還是主動去嘗試。第一次走進陌生的店家，或許會吃到不合口味的拉麵，但也可能嘗到驚艷的人間美味。

不管是哪一種，車到山前必有路。

凡事都要自己試一試。

抱持「試試看才知道」的想法，人生才會更有趣，甚至覺得如果死了會很可惜，因為只要活著就能持續嘗試新事物，死了就沒機會了。

「不問症狀」的森田療法

行動一開始別太勉強，去做自己現在能做的事比較重要。

森田療法重視的是「**從能夠改變的事物開始，逐步改變**」。

舉例來說，「臉紅」是社交焦慮症的症狀之一，是在社交場合產生強烈不安、緊張時會發生的現象，患者經常擔心這樣會造成別人不快。

煩惱這種症狀而來精神科看診的患者不少，他們最在意的就是「擔心別人不喜歡立刻就臉紅的自己」或「怕別人看了會覺得噁心」，這種不安揮之不去。這也是他們無法與人順利相處的煩惱來源之一。

因此我進行森田療法時會對患者說：「即使無法改掉臉紅的狀態，你還是可以與人打招呼或面帶微笑。」就像這樣，讓患者從能夠改變的事情開始，逐步改變。

說到底，只要能受人喜歡，一直保持臉紅也無妨。

這世上有人即使臉會發紅，也仍然受人喜愛；相反地，也有很多人即使臉沒有發紅，也被周遭其他人唾棄。所以需要思考的不是如何治好臉紅，而是想想怎麼受人喜愛。

換句話說，只要瞭解患者真正的目標（想要受人喜愛、想要與人順利交往等），就能夠想出方法並採取行動了。

接下來，森田療法的基本想法是「人愈在意症狀，症狀反而更加嚴重」。

因此森田醫師主張「不問症狀」，也就是不針對症狀問東問西，而是把重點擺在「即使有某個症狀，該怎麼做才能夠繼續活下去？」的治療基礎上，達成與症狀和平共處，同時實現患者原本的目標。

簡單來說就是，自己無法改變的事情煩惱也沒用，倒不如努力改變自己能夠改變的。

森田提到「過去」以及「別人的想法」，是無法靠自己改變的事物。

養老孟司教授的暢銷書《傻瓜的圍牆：溝通障礙、世代隔閡、族群對立、大國鬥爭……現象級腦科學家解答世上最棘手的難題》（繁體中文版／一起來出版）也有與此相通的道理——我們雖然無法改變別人的感受，但可以改變自己的行為。

至於喜不喜歡這個行為，就取決於對方了。

至少可以確定的是——不改變現在的行為，就無從得知對方會不會比現在更喜歡我們。「打招呼」、「保持親切態度」、「展露笑容」等，都是在還不確定對方會不會因此對自己產生好感的情況下，為了提高可能性而採取的行動。

「一定會變成這樣」、「大家一定是討厭我」等情況絕對不存在。

「現在」比「過去」更重要。

與其改變別人，首先要改變自己的行為。

任何事情都是試試看才知道，所以必須養成「總之先試試吧」的觀念。

寇哈特說「可以依賴別人」

海因茨・寇哈特（Heinz Kohut, 1913-1981）是美國著名的精神科醫師，主張透過與其他人建立良好人際關係，得以修復心靈。寇哈特認為，人可以依賴他人及尋求幫助，藉此活得更輕鬆。

他的核心觀點就是，人類沒有那麼堅強，也沒有那麼了不起。他強調每個人的能力有限，所以彼此「互相依賴」、「互相扶持」，才能夠促進人們成長。他還表示，人類並不邪惡，所以可以請求別人協助，這也是身為精神科醫師的我非常認同的觀點。

依賴別人、向人求助等等，有時或許會覺得難以跨越，然而，如果做不到，人在精神上就會逐漸被逼到走投無路，開始變得憂鬱；有些人會選擇獨自鬱悶煩惱，最後心理視野更加狹隘，產生「只剩下這條路可走」的念頭，最終做出最不好的判斷和行為。

我在前面提過「抗壓性太低的人才會憂鬱」是錯誤的觀念。一般來說，馬上就依賴別人、向人哭訴的人，經常會被說「軟弱」，但實際上遇到困難時，能夠鼓起勇氣坦白自身煩惱的人、能夠相信並依賴別人的人、能夠坦然求救的人，才是「能夠存活下來的人」。

事實上能夠哭訴的人反而不容易得心病，即使有事也會立刻找心理諮商師或醫師，這樣的人不會走到最壞的下場。

示弱也無妨，無論男女，儘管向外尋求協助吧。

最可怕的是強忍獨撐、堅守信念、對自己有自信，以及無法依賴他人的人。有困難時，無法依賴他人的人最容易得憂鬱症。當他們持續困在某種情境時，不斷地強忍獨撐，直到超過負荷，結果就會選擇自殺。

人際關係也可以多次嘗試。

覺得痛苦、困擾時，試著找人吐露一些煩惱，對方如果可以接受，就再多依賴對方一點也無妨；對方如果表明「你自己想辦法」、「你這麼依賴我，我很困擾」等，只要想著：「原來這個人不能當知心朋友。」接著與對方保持友善的距離就行了。

日本關西稱不願依賴或麻煩他人的為「見外」。「見外」的人或許受到「不可以給人添麻煩」、「不可以依賴別人」、「不可以尋求協助」的觀念束縛，又或許是面子問題，所以不想讓其他人看見自己的軟弱。

遇到這種人，關西人經常吐嘈：「為什麼不在事情變糟之前開口！你太見外了！」或「至少要提一下啊，這麼見外！」這種態度的背後，有著你沒有對他敞開心房的落寞。

當有困難的人願意來找自己幫忙時，有些人其實會覺得很高興，有些人看到對方真的很困擾時，會很想伸出援手。多數人都會因為對方願意依賴、信任自己，而努力想要回應對方的需求。

事先就主觀認為「對他說這些話，他一定會很困擾」、「他一定會討厭我」

等，反而失禮。沒有實際問過對方怎麼想，我們也不會知道他的想法，所以沒必要「見外」，先試著相信對方，把事情告訴對方吧。

更何況讓別人看見自己的脆弱，未必會有不好的結果；即使你們雙方各持己見，最後演變成爭執，但當對方見你吐露真心話，有時也會選擇讓步。

不是只有堅持己見或展現強勢才是策略，懂得利用「示弱」、「依賴」等方式的人才是真正的強者。

戀愛也是如此。當下定決心向心儀對象表白後，對方或許會回以「我有交往對象，無法接受你的心意」、「我們當朋友就好」而拒絕，但只要你沒做出跟蹤、惹人厭的行為，應該很少有人會排斥別人展現好感。

或許有一天對方分手了，想起曾經向他表白的你。此時或許你已經有對象，但友誼仍然存在，還是可以像朋友般一起吃個飯。

總之，比起什麼都不做，採取行動總是有機會，即使只有一％。

對日本人來說，「不給人添麻煩」的思維是一種美德，但沒有試過又怎麼會知道對方的真實感受？況且幫助是互相的，人類缺少互助合作就無法生存。上了年紀後，就別再說那種客套話了。

更重要的是坦然尋求別人的幫助，並向對方表達自己的感謝之意。

除了家人之外，我們還可以利用公共服務或其他工具，盡量想出能夠讓生活更輕鬆的方法，趁現在扔掉面子、體面、自尊等，鍛鍊出「**善用他人力量的能力**」吧。

年過五十，朋友要重質不重量

年過五十之後，朋友也是「質」比「量」更重要。

但是很多屆齡退休的人，根深柢固地認為「朋友愈多的人愈優秀」。也有不少人有這種想法，認為總是有許多夥伴圍繞、人脈廣的人，才是幸福的高齡者；朋友和夥伴很少的人，是孤獨的高齡者。

可是實際上，有很多高齡者雖然朋友和夥伴不多，但他們做著自己想做的事並樂在其中；他們不用顧慮他人，享受著自己的人生。這樣的生活其實十分幸福。

執著於朋友數量的人，或許現在仍然抱持著學生時代、上班時期的價值觀。其實只要有少數幾位什麼話題都能自在閒聊、相處愉快的朋友就夠了。比起執著於朋友人數和交際範圍，這樣生活會更輕鬆自在。

隨著年齡增長，總會遇到生離死別，身邊的朋友本來就會逐漸減少。進入高齡期之後，朋友的數量與人脈自然而然遞減，總有一天獨自面臨孤獨。

但是在那天到來之前，持續做著自己想做的事，這種人才能夠**享受孤獨帶來的自由**。反觀生活中總是愛炫耀朋友數量和人脈多廣的人，或許內心孤獨痛苦，無法樂在其中。

因此到了「第二次青春期」的五十歲過後，必須進行心態革命，不要在乎朋友的數量。

只要與真的可以當朋友的人、合得來的人交往就足夠。這樣的人生後半場才能夠過得更快樂。

是否擁有具備同理心的夥伴？

話說回來，「自戀」是「重視自己」的心理表現，著名的精神分析師寇哈特曾經說過，人類滿足自戀的方式有三種類型。

第一種「鏡映移情」（mirroring transfe- rence）：藉由獲得別人的稱讚和認同來滿足自戀。主要是來自雙親或養育者，他們像是一面「鏡子」，提供你正面價值，從而培養你的自信與野心。

第二種「理想化移情」（idealizing transference）：透過理想中的榜樣來滿足自戀。

例如「有厲害的醫師替我看診，我一定會沒事」，你會移情到自己視為榜樣的對象上，以鞏固你的自戀，建立自己「想要成為這樣的人」的目標。

接著當「鏡映」和「理想化」都無法滿足你的自戀時，就會由第三種「雙胞胎型移情」（twinship transference）來支持。

比方說，即使得到稱讚，你也覺得那不是對方的真心話；即使待在榜樣身邊，也可能會因為嫉妒對方而產生自卑感，甚至過度關注自己的缺點。那是因為不管是「鏡映」或「理想化」，終究感覺對方與自己是不同類的人。

寇哈特說過，人類的內心原本就存在「想要與別人一樣」、「想要與這個人是同一類人」等這類根本上的欲望。人需要一個能夠讓自己產生「聊什麼都能互相理解」、由衷感覺「這個人和我是同一類人」的對象。這種對象稱為「雙胞胎型自體客體」（twinship selfobject）。

也就是沒有隔閡的死黨、有共同嗜好的夥伴、與自己立場相同的人、擁有同樣價值觀的人等，能夠讓自己（自體）感覺「這個人和我是同一類人」的對象（客體）。因此寇哈特特別強調「是否擁有具備同理心的夥伴」很重要。

「同理心」與「同情心」看似相似，實則不然。

同情心與同理心都是設身處地去理解對方的情緒感受，但「同情心」是用在對對方抱持悲傷或痛苦等負面情緒時。

而且「同情」的感覺是站在比對方更高的心理立場，覺得對方可憐、撫慰對方。所以對方陷入失業或失戀等困境時是同情，對方升官或交到理想的男女朋友時，我們不會說是同情。

另一方面，同理心使用的意思也比較廣。

對方遭遇壞事時，陪他一起悲傷；對方遇到不合理的對待時，陪他一起生氣。與對方共同擁有這些情緒。不僅如此，當對方有喜事時也與他一起高興，這就是同理心。比方說對方飛黃騰達或是有交往對象時，真正的好朋友也會替對方高興。

因此可以說，**同理心是比同情心更高階的情感**。

懷著同情心傾聽人們訴說自己的痛苦，並沒有那麼困難，交情不是很深的人也能做到。

可是當對方幸福時，能夠和對方同樣開心，就沒有那麼容易，除非是交情真的很好，否則很難做到。有的人一聽到朋友飛黃騰達或有交往對象時就會嫉妒。

由此可知，雙方互有同理心的對象十分難得。

身邊能夠有一、兩個這種人存在很重要。是朋友也好、伴侶也好、有相同嗜好的夥伴也好，這樣才能建立真正豐富的人際關係。

對於上了年紀的人來說，人際關係最重要的是「重質不重量」。

五十歲過後人際關係也會發生變化

人際關係在四十五歲過後，到六十幾歲這段期間也會大幅改變。

一般來說，年近五十歲時，正處於公司內部升遷競爭的白熱化時期，或許有些人對於輸給同期會感到不甘心、自卑，或變成卑鄙的人，但等到五十五歲過後，升遷競爭告一段落，奇怪的是，不少人就會轉向開始由衷支持成功嶄露頭角的同期。

舉例來說，假設在你五十五歲時，你的同期當上總經理，此時的你已經能夠說出：「你是我們同期的希望。要連我們的份一起加油喔！」你認為對方不再是自己的競爭對手，也不再有利害關係，因而萌生出單純想要支持同期的心情。

社會生活幾乎免不了要與其他人做比較，個人成長也少不了與其他人競爭、自我鑽研，但過了五十歲之後，可以想得更輕鬆。只要按照自己的標準，不是公司與社會的標準活著就行了。

接著再藉由自己樂在其中的事物找到有同理心的夥伴，也是一種生活方式。

能夠不在意頭銜和公司的影響而自在生活，或許要等到六十歲過後吧。

在六十歲之前，很多人的生活會受到公司組織與頭銜的影響，不少人會以頭銜和公司名稱來比較別人與自己，並以此解讀事物。例如「這個人是那家大企業的總經理嗎？真了不起」、「他只是小公司的課長，那我的地位比較高」等。

但是退休之後，大家就都一樣了。

即使是在公司占有一席地位的人，一旦到了退休年齡也多半無法繼續留任，許多人會被調派到旗下的其他關係企業去。更別提正式退休之後，與公司的關係便徹底結束了。

如果已經退休好幾年，仍然以：「我是○○公司的前總經理。」來介紹自己，只會讓人感到尷尬。

這種情況在醫師身上也一樣。無論曾經擔任過多有名的大學醫學院教授，只要退休，職位就不復存在了。有些人會在名片印上「名譽教授」的頭銜，強調自己的過去，這種行為也同樣讓人感到違和。

當一個人退休後，成為不再擁有任何頭銜的普通人時，**真正剩下的，究竟是什麼？**

從那一刻起，就是人生後半場的開始，只要帶著期待，盡情品味五十歲過後開始的後半輩子就行了。

阿德勒的「共同體感覺」*

與寇哈特同樣重視自體與客體「同理心」的，就是因《被討厭的勇氣：自我啟發之父「阿德勒」的教導》（繁體中文版／究竟出版）一書一躍成名的精神科醫師阿爾弗雷德．阿德勒（Alfred Adler, 1870-1937）。

* 譯注：Community Feeling，又稱「社會情懷」。

寇哈特肯定人類的軟弱，想要陪伴不安的人；相反地，相信人類本質堅強的阿德勒會「賦予勇氣」，給對方克服困難的力量。

阿德勒對於「夥伴」也提出了有趣的見解。他認為，只要我們身處於有「共同體感覺」的世界，就算遭人討厭也不用過度擔心。

「共同體感覺」一詞在日本很容易被誤解，這個詞的意思不是意味著要從眾、屈服於同儕壓力。阿德勒反而認為「必須配合其他人」、「不可以給人添麻煩」就成了過度在意他人目光的「奴隸」。

真正的「共同體感覺」是指，在這個共同體裡大家都是同類人，所以能找到**「即使表達出真實的想法，也不會遭到排擠」的安全感**。

具備這種共同體感覺的人，會帶給人一種「無條件接納的安全感」，與人相處時不需擔憂言語會遭到指責。能把周遭其他人當成「夥伴」就是共同體的條件。

無論別人如何評價你、看待你，你就是你，只要有一位願意接納你的夥伴，那個人就是你的共同體。

年過四十五歲之後，人逐漸擺脫成就和競爭的觀念，此時更需要遠離「只在乎有無利用價值」的人際關係，應該找尋心目中的真夥伴。

阿德勒表示，提高共同體感覺的重點是接納真實的自己、信賴別人，對夥伴做出貢獻。

因此，別偏執地認為「我就是這種人，所以註定沒夥伴也沒朋友」而自暴自棄，試著相信別人，找出願意接納自己的環境與夥伴。如果採取行動前就先假設「反正我找不到夥伴」，那麼最終只會一事無成。

此外，有些人的人際關係是「只在乎有無利用價值」，他們算計著「只要聽他的話，就可以飛黃騰達」、「與他往來可以拓展人脈」等，然而，世上再沒有比算計別人更容易失敗的事了。

倒不如單純想著「我喜歡這個人，所以與他交往」、「他很有趣，所以我願意和他在一起」。畢竟沒人可以保證「與這個人往來，會有好事發生」，但至少可以確定，「現在和他在一起很快樂」。

換句話說，最值得相信的，就是現在。

適時的善用公司資源

你最好盡早捨棄「世界會照著自己的算計運作」的自信。

尤其在面對公司時更是如此。

在過去景氣好的時代，日本企業普遍都有終身僱用制，讓你相信公司制度會照顧員工，但事實是，多年來替公司盡心盡力的人，在過了五十歲之後，卻因為工作量與過高的薪水，而遭到「裁員」。

這些人在二十幾歲時相信公司承諾的：「現在忍耐一點努力加班，到了四、五十歲時就會很輕鬆。」

可是這個口頭約定卻未兌現。在世界其他國家，如果遇到這種狀況，員工就會罷工並遊行抗議，但日本的勞工卻怕罷工會對公司造成不良影響，或害公司被其他同業超越，影響公司業績，因為擔心公司，所以往往選擇隱忍，很**有人情味的**不罷工。

結果，公司毫不猶豫地裁員，員工的薪資也沒有提升，導致日本人現在的平均薪資，在先進國家之中敬陪末座。

這些現象並不誇張！畢竟終身僱用制度原本就不是法律保障的權利。

然而，員工們卻相信公司主管和前輩的說詞，年輕時就被迫忍受著不合理的職場文化，結果上了年紀卻被無情淘汰。

因此，我認為**五十歲過後反而要懂得為自己打算**。

例如，把公司定位在「賺月薪的地方」，盡量不免費加班，也與公司內部升遷競爭、人際關係保持距離。另一方面，與公司外部的客戶、賞識你的人保持良好關係，替自己往後的跳槽或開拓人脈鋪路。

有人或許會覺得這樣有違上班族的道德而感到反感，但正是這種道德束縛，讓公司能畫大餅綁住員工，並隨心所欲的利用員工。來到職場生涯的後半段，適時運用公司的資源，為自己爭取更多利益，並無不可。

五十歲起，擺脫被公司操控的人生，學會善用公司資源吧。

熟齡人生的伴侶選擇

到了五、六十歲的階段，必須重新檢視自己與另一半的相處方式。若是有小孩的夫妻，在此之前，以某種意義上來說，雙方是共同合作育兒的搭檔。到了屆齡退休的年紀，孩子也都長大獨立，就只剩下夫妻兩人一起生活。

即使只剩下兩人，最好也要仔細思考「婚姻關係是否能夠穩健持續？」、「雙方是否都做好要照顧對方的心理準備？」諸如此類的問題。

假設丈夫或妻子有「理所當然」思維，對於你的一切經常指手畫腳，那麼兩人生活在一起就只有痛苦。若是再想到，以前平日都會去上班的人，現在成天待在家裡，有的人更是難以忍受這種情況。

寇哈特認為，雙方如果是能夠互相依賴的健全關係倒還無妨。但如果不是該怎麼辦？

方法之一，在家庭以外的地方找到其他可以依賴的人。找個願意傾聽自己說話的人，如小吃店老闆娘或酒吧酒保等，另外再找一位可以依賴撒嬌的對象也無妨。

如果這樣做還是感到很痛苦，建議可以考慮在孩子獨立後離婚。婚姻關係中只有一方快樂，另一方覺得痛苦的話，就沒有必要繼續勉強維持著這種關係。

現在熟年離婚並不罕見，無論男女，甚至是高齡者，離婚後還是有可能尋找到新伴侶，所以彼此若能找到人生下半場想走的路，我反而贊成熟年離婚。

與其繼續著彼此折磨的婚姻生活，不如遇見自己合拍的對象，才能夠讓自己感受莫大幸福。

以往為了孩子忍讓的人也必須改變過去的價值觀，正視真我的感受，才能夠擁有幸福的後半輩子。

再者，**隨著年齡增長，價值觀也會改變**。

二、三十歲年輕時挑選對象的條件，男性多半是重視女性的青春和外貌，女性多半是挑選男性的學歷和收入等。

但過了五十歲之後，比起青春和外貌，愈來愈多人會選擇是否聊得來、在一起是否快樂等，能夠打從心底放心相處的對象。

我醫學院的同學離過兩次婚後，在六十歲左右與高中同學再婚。他們說，兩個人一起待在家裡感覺很幸福。

我也有認識的人過了六十歲後，與大自己四、五歲的女性結婚，婚後也很美滿。

隨著年紀愈大，與對方相處起來是否覺得幸福，比起地位、名聲、外貌等外在條件更重要。我現在也覺得與聊得來的同輩在一起內心更平靜。

學習是為了明白答案的多樣性

進入百歲人生時代後，媒體經常提倡「活到老，學到老」。「學習只到大學為止」的時代已經結束，現在是無論活到幾歲，都要有繼續進修的準備。況且因為人工智慧（AI）與技術的持續進化，幾十年前學習的知識早已過時，已經沒有拿出來說嘴的價值。

進入中高齡期後，學習的意義也變了。

四十幾歲之前，學習多半是為了「找出正確解答」，就像學生時代解題那樣。也有不少人設法替社會上各種問題找出一個明確的答案。

以歷史問題為例，「南京大屠殺」究竟存不存在？假如存在，規模有多大？許多人是透過書籍和網路尋找答案，也有人根據某些資料激烈辯論。

但是，如果找出「一個明確的答案」之後，就無法接受其他答案的存在，思考會因此變得僵化，「個人成見」反而會因學習之後而變得更加嚴重。有時是自己長期以來相信的論調突然被推翻，對這樣的結果感到錯愕。要小心，這種思考模式很容易罹患憂鬱症。

四十歲起，人生不該只是為了找尋一個答案，**「學習是為了理解答案並非只有一個」**。

回到南京大屠殺的例子，關於南京大屠殺的死亡人數眾說紛紜，從「零個人」到「三十萬人」都有，而且各有各的理論依據。如果理解了各種主張之後，你就不會再用「有發生、沒發生」這種兩極化的二選一方式思考。

即使原本相信的主張被人糾正，也不會因此大受打擊，而是能夠靈活切換心情，再深入調查一次。理解「其他主張或許也有其道理」的人，有較高的知性成熟度。

我年輕時也曾經為了找尋一個正確答案而學習，不過我現在知道，答案並不單一，而我也為了接納更多人的各種想法而學習，對此我感到很自豪。

我在精神科遇過許多患者，以我來看的話，通常「真相不只一個」。對你來說的真相，或許不見得是其他人的真相；任何事物也不是只有一個答案，有時也可能沒有答案。

學習不是為了證明「一定是這樣」、「這樣才正確」，而是為了增加「或許是這樣，也或許是那樣」，這也是減少嚴重誤解的重要態度。

舉例來說，發生重大凶殺案件時，媒體經常請教精神科醫師：「這位犯罪嫌疑人是否有心理疾病？」

政論節目名嘴也時常高談闊論的解釋嫌犯的心理狀態。他們或許只看過嫌犯的病歷和住院紀錄，就斬釘截鐵的說：「這個人是○○病」或「罹患精神疾病」。如果是稍微用功一點的名嘴，則會說：「這個人可能有發展障礙」等。

但是在那種場合，片面做出結論的人都是外行人，真正的專家不會只給一個明確的結論，而是會提出超過十個以上的可能。

醫師在替患者看診時也是如此；「這個人得的是什麼病呢？」必須考慮大約十種可能的疾病，與患者面對面接觸過好幾次，才能夠逐步排除「不是這個疾病」、「果然最有可能是這種疾病」，逐漸縮小範圍並確立治療方法。如果沒能想出其他的可能，就會有誤診的風險。

不只是精神科醫師需要具備這種態度，應該是無論在面對任何事物，都需要有這樣的精神。

例如，你認定「日本股市今年會上漲」，於是拿所有資金下去投資，最後結果很可能慘不忍睹；就算上漲的可能性很高，但也有下跌的風險，所以要事先擬定「分散投資標的」等風險對策。

心裡有「這種做法萬一行不通，也還有其他辦法」的人，以及能夠為所有事物準備各種答案的人，才是最後的贏家。

況且，有準備各種答案的人，說話應該也比較風趣。

言論單一、論調偏激的人，或許在YouTube頻道上會受人喜歡，但在日常生活的溝通與交流，可能就會讓人很困擾。因為無論說什麼他都立刻否定，接著滔滔不絕自說自話，這樣會給人帶來很大的壓力。

相較之下，把話聽完之後才說：「你的想法也很有意思呢。但是，我還聽過有另外一派的說法——」進而擴大談話廣度，與這種人交流更有樂趣。

其實大部分的人都是「小時了了，大未必佳」，而且每個時代的「理所當然」也會改變。若沒有經常學習，很容易跟不上時代的腳步，所以嘗試各種學習方式也很重要。

五十歲之後，需要重視的是實踐

預防前額葉老化，持續學習很重要。但只是把知識塞進腦袋裡，也就是「輸入」，並沒有意義。

把腦子裡的知識、記憶、資訊拿出來實踐，才能夠活化前額葉，所以五十歲過後的重點是，把「輸入」腦袋的資訊再「輸出」。

舉例來說，現在是社群網站的時代，無論發生任何事情，都可以上網發文，或是把相關文章整理在部落格和臉書，發布出去。除此之外，我也推薦找同好、夥伴相互討論。

為了實踐這個方式，讀報紙、看電視、聽人說話時，不能囫圇吞棗，必須有個人的主見與意見。將過去累積的知識重組，同時提出自己的想法，這種創造過程才能訓練前額葉。

提出自己的想法，可能會遭受反面意見，但思考如何反駁對方，對於訓練活化前額葉也很有幫助。

我個人有段時期幾乎每天更新部落格。

當然我的主張並非所有人都能接受，有時也會有人跳出來反駁。儘管如此，也有人每天都來看，並給我反饋。收到這些有共鳴的留言時，我都十分高興。

另外，我在社群網站的發文，是對非特定的多數人公開，所以會努力構思：「文章要如何整理歸納，才能把想法更完整的傳達給讀者？」、「如何寫才能引起讀者的興趣？」藉由這個過程，**前額葉有了更複雜的任務，也能夠活化大腦**。

我也非常推薦寫日記。不是寫給別人看，而是用來「輸出」所學到的事物。

要寫日記，就必須回顧一整天的狀況——與誰見面、說了哪些話、去了哪些地方、有什麼想法、午餐吃了什麼、味道如何等。這種試圖想起細節的行為，就是引導記憶的訓練，也能夠鍛鍊大腦的「輸出」能力。

盡量在四、五十歲年輕時，開始養成這種輸出習慣，鍛鍊前額葉，將能夠大幅改變六十歲過後的後半人生。

幾歲開始都不會太晚，只是短短幾行也無妨，別太為難自己，每天持續才是首要之務。

接受新挑戰，讓大腦變年輕

為了預防前額葉老化，挑戰新事物的意願也很重要，不要只做一樣的事情。

如果你平常愛聽的音樂，就只有青春時代的那些懷舊歌曲；電影也總是利用影音串流平臺觀看以前的舊片，而不願走進電影院。這些或許都是大腦老化的現象。

五十歲過後，更需要積極行動，刻意去聽、去唱新的歌曲，走進電影院觀看新上映的電影。這些新挑戰都能夠活化前額葉，提升積極意願，幫助大腦變年輕。

除此之外，改變平常上班的路線、在未曾下車的站牌下車、走進平常不會踏入的商店等，也都是很好的嘗試。

甚至與從未說過話的人聊天，都是很好的刺激，也可能有意外的發現。

就連做菜，也別只做相同的料理，挑戰新食譜也不錯。嘗試沒做過的新菜色或許會失敗，但無需介意，因為這種意想不到的意外，反而能夠幫助大腦保持年輕。

我平常也會刻意挑戰新事物。

例如，有新開的拉麵店，我一定會去嘗試，雖然有時會對平淡無奇的口味感到失望，不過這種發現對我來說也是一種全新體驗。

我還喜歡在散步途中走進未曾探訪過的巷弄。這些雖然是小事，但都能讓我每天有「第一次」的體驗樂趣。

上了年紀之後，如果沒有刻意激發好奇心，外出的機會便會逐漸減少。尤其是退休後，失去了職場上的頭銜，有不少人就會認為自己對社會沒有貢獻，而失去自信。這樣的人更應該勇於挑戰新事物，重新發掘人生的意義。開始學習自己感興趣的新才藝，也是很好的選擇。

只要能夠讓你感到雀躍的事，就去試試看，然後在自己的能力範圍內，想辦法持續下去。

並非所有事物都如預期，很多事情可能試過後才發現與自己不合，或自身條件已經不符，因而無法持續。

因此，找到可以激發好奇心的事物後，必須有一段「助跑期」，而五十歲正是最佳時期。

想要順利開啟退休人生，從現在開始積極預防大腦老化吧。

終章

掌握屬於自己的幸福——心態革命

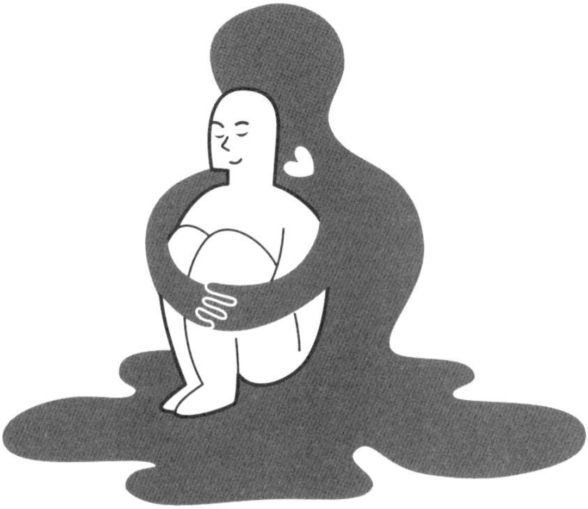

全球共通的老化悖論

美國達特茅斯學院的經濟學教授大衛·布蘭弗洛（David G. Blanchflower）針對全球一百三十二個國家，進行「人生幸福感與年齡相關性」的調查，結果發現，人生的幸福感從十八歲起開始下降，先進國家在四十七·二歲時、開發中國家在四十八·二歲時感到最不幸。之後就會出現U型反轉，逐漸往上攀升，幸福感的最高峰是在八十幾歲時。

進入高齡期之後，體力下降、腰腿功能衰退、大腦逐漸老化，也經歷了與親朋好友的各種生離死別，在社會上的活躍程度也逐漸減少，這些情況會讓大家誤以為，應該會離幸福愈來愈遠，卻沒想到幸福度會在晚年上升。

這種現象稱為「老化悖論」。有趣的是，這是世界各國共通的傾向，與先進國家或發展中國家的社會狀況及人種完全無關。

幸福感呈現U型反轉

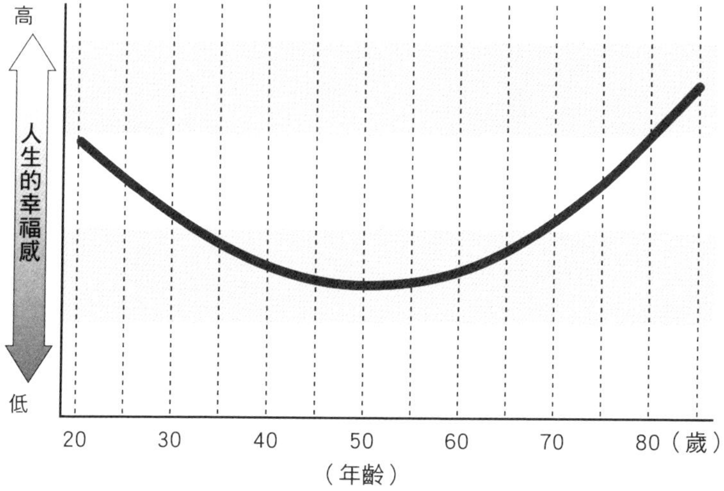

人生的幸福感從十八歲開始下降，到五十歲左右感覺最不幸，接著開始逆轉上升。（出處：蓋洛普民調／美國布魯金斯學會〔Brookings Institution〕※扣除年齡之外因素的調整結果）

以日本來說，資料顯示幸福感最低是在四十九歲，幸福感最高則是在八十二歲以上。

然而，幸福是很主觀的感覺，幸福的條件並沒有明確的定義，有些人即使缺錢也覺得自己很幸福；也有人即使有錢，仍然覺得自己很不幸。

因此八十幾歲的人更

容易覺得幸福，我想有部分原因是因為到了這個年紀，身邊全都是一些行動不便的老人，光是自己還能夠走動這點，就讓很多人覺得幸福了。此外，我看診時也感覺「藥物更容易作用在高齡患者身上」，不過這或許也只是主觀的錯覺。

高齡患者只要吃了藥、身體稍微好轉後，就會積極肯定自己「能夠起床活動了」；反觀四、五十歲的人，因為還在為事業打拚，所以他們會比較之前的自己與現在的自己，即使身體吃藥好了些，仍會感覺「狀態還沒有好轉」。

年輕時，不自覺就會往上看，追求更好更高的目標。想要賺更多的錢、想要更活躍、想要更受歡迎、想要有更多肌肉。只想著要去比現在更高的地方。

但是進入高齡期之後，已經見過谷底，所以標準也降低了。如：「身體還能動就很好了」、「還能吃東西就很好了」。

換句話說，**「幸福標準」愈低，愈容易感覺幸福**。

行為經濟學之父丹尼爾．康納曼（Daniel Kahneman, 1934-2024）博士將心理學的見解與經濟學整合在一起，研究人在不確定條件下的價值判斷與決策選擇，他以「參考點」（reference point）形容「幸福標準」，並表示「參考點不同，人的價值判斷也會跟著改變」。

例如，有人擁有一億日圓（約新台幣兩千萬元），卻會為了區區一千日圓（約新台幣兩百元）的損失而感到不幸；相反地，也有人只擁有一千日圓，卻會為了撿到一百日圓（約新台幣二十元）而感到幸福。若說這些人有哪裡不同，就是感覺是獲得或損失的參考點（標準）不同；比參考點高就會覺得幸福，比參考點低就會覺得不幸。

或是例如：大企業社長退休後，住進費用高達五億日圓（約新台幣一億元）的頂級養老院，每天都有一流主廚端出五千日圓（約新台幣一千元）的料理，而且室內裝潢如高檔飯店般豪華，工作人員也像飯店管家一樣服務體貼細心。

但是這位前社長在還沒退休前，所有員工見到他都要鞠躬，他平常也習慣花大錢上銀座高級壽司店、高級餐廳、高級俱樂部，所以養老院區區五千日圓的餐點根本無法滿足他。

即使養老院的工作人員服務體貼細心，他仍然感到不滿意，「我當社長時，有過更多屬下……」他的「參考點」是他在擔任社長時的滿足感。

就像這樣，參考點愈高，愈無法對眼前的現實感到滿意。換句話說，參考點愈高愈容易感到不幸。

反觀從年輕時就一直很貧窮、很辛苦的女性，入住養護型老人長照中心後，只覺得很感恩：「每天都能夠吃到有三道菜的餐點。」對工作人員也很感謝：「很感激他們對我那麼親切。」

參考點低的人，較能夠感受到眼前事物的價值，也更容易覺得幸福。

人類這種生物，通常習慣追求更好的環境。

因此參考點也有逐漸提高的傾向，不過多數人平常對此不會有自覺，這些要求通常在自己沒注意到的時候，愈來愈高。

由此可知，降低參考點的預設值，就是晚年生活過得幸福的訣竅。但到了六、七十歲，即使想要降低參考點，也很難突然改變。

所以，五十歲左右開始，就可以在日常生活中，刻意提醒自己降低參考點。

「不用再繼續追求更高的目標了。」

「到這種程度就滿意了。」

「已經做了那麼多，應該可以了。」

平常就帶著這種自覺生活，即使出現做不到的部分，也不至於覺得自己很沒用。此外，充分體會生活中的小小喜悅和小小幸福也很重要。

我們無法永生不死，所以人生後半段，沒時間浪費在與自己不喜歡的人共處一室，或勉強自己去做不愉快的事情。

與喜歡的人一起共度快樂時光，或是吃著喜歡的拉麵，然後為了「美味」而感動，感受著這種喜悅，幸福度過餘生，我認為這些才重要。

享受當下的幸福

以目前年齡來說，在四十五歲之後、五十五歲之前的這一代人，也稱為「倒楣世代」。

他們親眼見證了泡沫經濟崩潰後的就業冰河期，後來又遇上經濟蕭條、景氣長期低迷，導致薪水始終無法提升，再加上勞動力短缺，超時工作成為常態，日本未來的經濟前景更是充滿不確定性……從這些面向來看，確實感到非常悲觀，但只要換個角度思考，還是可以發現不同的面貌。

經歷過泡沫經濟奢華時代的人，可能對迴轉壽司有所抗拒，但對於現在五十歲以下的人來說，並不是什麼難以接受的事。

也就是說，與泡沫經濟世代的人相比，現在五十歲以下的人，心理狀態是「雖然窮，但相信天無絕人之路」。對比泡沫經濟世代，他們的參考點較低，所以更容易感受到眼前現實的價值。

有人說，現在經濟不景氣是通貨緊縮導致，但我們也可以換個角度思考。美國一碗拉麵相當於三、四千日圓（約新台幣七、八百元），因此貧窮階級吃不起。努力工作賺錢也趕不上物價上漲的速度，貧富差距逐漸拉大，換言之，也拉高了全體國民的參考點，所以有些人能達到那個參考點，有些人卻不行。

另一方面，日本不管是壽司、燒肉、拉麵，全都便宜又好吃，而且有錢人吃的拉麵與窮人吃的拉麵，大致上都一樣。便利商店和小型零售店販售的商品，也是便宜又好用。

我正好是在泡沫經濟時代度過青春期，所以曾在學生時代靠著打工努力存錢，想買要價七萬日圓（約新台幣一萬五千元）的亞曼尼牛仔褲。雖然我覺得貴，但當時身邊都是這種氛圍，而且我自己也認為那件褲子很帥，即使打工賺得不多，就算勉強自己，仍想要揮霍一次。微苦也是懷念的回憶。但對現在的年輕世代來說，他們聽完之後的反應，頂多也只是「原來有過那種時代」。

有這樣的反應，全是因為日本這三十年來的貨幣價值一直朝著「更便宜、還要更便宜」的方向前進。也就是「刻意變窮」。

一九九〇年代，日本的人均GDP（國內生產毛額）是世界排名第二，到了二〇二四年卻跌落到第三十七名，甚至輸給韓國（第三十六名）。

問題是，我們明明變得那麼貧窮，但在日本卻還是能吃到好吃的白飯，便宜且高品質的產品一應俱全，而且城市也相對安全。

從另一方面來說，日本是即使薪資低，也能夠想辦法活下去的國家。放眼全世界也找不到有哪個國家，能提供這麼便宜又美味的午餐。

當然，最理想的狀況，應該是提高國民平均薪資，讓所有人變富裕。我希望企業各界努力提高實質薪資，並且認為薪資上調的訴求與行動是必要的。然而，日本固然經濟狀況不如以往，也不應過度悲觀。

老是望著谷底歎息，只會讓絕望感愈發強烈。

與其感嘆日本已經不行了，不如認同日本的優勢，並向全世界展示這些價值。別只顧著羨慕其他薪水高的國家，如果只看那些比日本優秀的地方，終究沒有盡頭。

如果只尋找比自己更不幸的人，會比較幸福嗎？其實並不會。「至少我的情況比他好」或「幸好我沒出生在那個國家」這樣的比較，只會讓自己的心態愈加消極，在這樣的心態下，是無法真正享受自己的人生的。

最重要的是，享受眼前的幸福，不是與其他人或國家比較。

就像吃迴轉壽司時，如果一邊吃一邊想著：「這塊壽司可以和米其林三星餐廳『數寄屋橋次郎』的鮪魚肚壽司比嗎……」那麼就算在你嘴裡的壽司多麼美味，也會變得索然無味。不管在哪家壽司店都應該好好享用眼前的壽司，並細嚼慢嚥稱讚：「真好吃！」這樣才是**珍惜當下，善待自己的方式**。

不必過度擔憂未來

過度擔心之後的事，會影響你享受眼前的幸福。

有些人對未來與晚年充滿不安。以後的事想得再多，很多時候也不會照著預想的情況發生。現在的人有過度擔心未來的傾向。總之，停止在做之前就先預測答案，秉持「試試看才知道」的精神挑戰各種事情很重要。

情況有可能在你做過許多嘗試後逐漸好轉；就算不成功，也只要再試試其他方法就好。

也有很多人擔心國家的未來，所以積極努力存錢。然而，若要改善不景氣的大環境，應該要鼓勵民眾多花錢才對，企業就更不用說了。如果連個人都過度節省，不願意花錢，那麼國家只會變得更加貧窮。

我經常在寫給七、八十歲長者的書中看到這樣的遺憾：許多人節省一輩子，存著錢捨不得花，臨終前才後悔「早知道應該多花點錢享受」、「以前如果沒那麼節省該有多好」，然而，現實中這類人卻有相當多。

我能理解四、五十歲的人擔心未來，畢竟還有很長的人生要走，但對上班族來說，花錢本身就是一種投資，與其把錢存起來，不如趁現在開始花錢累積各種經驗，才是最有價值的選擇。

這世界原本就充滿未知。有時情況並不如預期，有時甚至會超出預期。

森田療法的核心原則就是**「世上並非凡事皆有道理」**，我深表贊同，實際上也是如此。

世界及其他人不會按照我們的想法運行，所以總是擔心也無濟於事。不如記住「凡事試試看才知道」，透過各種體驗來訓練自己，才是最重要的。

提到擔心，也有不少人擔心孩子的未來。

過去的家庭，父母年過五十時，孩子已經獨立，但現在因為晚婚、晚生，所以很多家庭的孩子在父母年過五十歲時尚未自立。

就算如此，我還是不贊成過度擔心孩子。

如果小孩年紀還小，父母理所當然要好好養育，但孩子到了十幾、二十幾歲，做父母的要提醒自己：「孩子也有自己的人生。」最好別過度干涉。

父母總是干涉孩子，孩子也很難獨立，所以盡量別被孩子牽著鼻子走，唯有適度放手，這樣父母、孩子才都能幸福。

勿對他人過度期待

除了過度擔心、過度保護之外，最好也要停止「我如果這樣做，對方應該也會這樣對我」的過度期待。

比方說，父母想著：「在孩子小的時候，我們盡心盡力養育，希望在老後孩子也會照顧我們。」期待著能夠依賴孩子。我建議最好停止這種想像。

因為現實狀況大多會與這種期待背道而馳，或出現意料之外的結果，所以過度期待只會成為雙方壓力的來源。

除了別過度擔心孩子，也要停止對孩子的依賴。如果想要培養出獨立自主的大人，就要相信孩子，並與他們保持適當程度的距離。

「即使不開口，對方也應該會察覺到我們的感受，並給予正面回應」這種想法未免太過天真。

即使你為交往的對象無私付出、犧牲奉獻，也無法保證對方會因此感謝並回應對等的愛意；或許對方根本不是那麼想，甚至反而覺得「太沉重」。

無論對象是伴侶、公司或政府，最好不要有「我做了〇〇，所以對方應該會這樣回應」、「我付出了〇〇，所以應該會有這種結果」的期待。若雙方沒有明確的約定，你卻擅自預設對方的反應而最終失望，那就不能說是「背叛」。

但如果你目前感受到「很痛苦」、「希望有人幫幫忙」，請務必要開口說出來，這是很重要的事。如果你感到痛苦難受，必須要告訴別人，當你表達出來，一定會有人聽到，並回應你。

每個人都是獨立的個體，各有各的想法，因此在腦海中反覆想著：「對方一定是這樣想！」並沒有意義。最重要的是，要**自己主動表達需求**。

不同的狀況或時期，對方的回應可能也會不同，所以有時昨天說過的話，今天就變了。

若因此覺得：「沒想到他是這種人」、「對他很失望」，那或許是因為你對對方產生了過高的期待。期待對方會照著你所想的方式行動，有這種想法本身就是錯誤，而對此發脾氣也無濟於事。

如果你覺得「被背叛」而感到憤怒，直接告訴對方就好。開誠布公地表達你的想法，讓對方知道你的感受。這樣一來，對方也能理解你的誤會與期待，至少比你獨自生悶氣、胡亂猜測更有意義。

沒有任何人絕對是「百分之百有錯」的一方，或許是你過於天真，相信了對方的言行，也或許是腦補太多，為對方賦予了他從未承諾的期待。總之，主動開口溝通，才能真正釐清問題。

輕鬆、愉快、幸福

在這個資訊爆炸的時代，人類獲得的知識與日俱增。想要在眾多選擇中找出正確答案很不容易。儘管如此，只要活著，我們每天不時都要做決定。

這種時候，不妨問問自己：「哪個選擇對我最有利？」、「哪個最適合我？」、「哪個能帶給我幸福？」以此為標準，做出最符合自己需求的決定。

隨著年紀愈大，體力、精力和活力逐漸衰退，人生後半段自然會想要盡量選擇輕鬆的方法。

有時我提倡「選輕鬆的路走吧！」，就會有人跳出來批評「那是旁門左道」。事實上，人類不就是因為想要生活更輕鬆，所以才會費心思考怎麼做更有效率、創造更好的成果嗎？

如果一味執著於「不走輕鬆路、應該按照既定的規則來做」，只想憑著認真、毅力和努力跨越難關與艱辛。如果能夠堅持到底當然很好，問題是每個人都會老，都會疲勞、體力會衰退。當發現過去的生存方式行不通時，不少人會因此陷入憂鬱，這正是本書反覆強調的問題。

現在ＡＩ（人工智慧）快速發展，正在改變人類的工作方式，如果繼續堅持「理所當然思維」，認為「工作用ＡＩ就是偷懶」，未來很可能會被職場淘汰。

舉例來說，現在利用「ChatGPT」等生成式ＡＩ，只需幾秒鐘就能完成商業文書，然而，卻有人執著地認為必須自己寫才行，這種人將永遠無法擺脫沒完沒了的工作。不僅身心累垮，也跟不上時代的改變。

今後ＡＩ只會更進化，現在正是學習與適應新工具、接受新思維和新知識的最佳時機。

體力、精力、活力衰退的中高齡人士更需要找到輕鬆、愉快、幸福的生存方式。

與其執著於「理所當然」的思維與做法，**用更有效率、更輕鬆的方法去生**

活，才是未來不可或缺的心態革命。

人類最根本的欲望就是「順心而活」

明明有輕鬆的方法卻不願意採用，對人類來說，在某種意義上是不自然的生存方式。而且也與森田療法「順應自然而生」的目標相反。

順應自然而生，簡言之就是順應「生存的欲望」而活。也就是順應「想要被人喜歡」、「想要變得幸福」等自然且原始的欲望而生。

然而人類隨著成長，受到來自外界的各種影響，漸漸地無法誠實面對自己原始的欲望。比起「想要變幸福」，更執著於「想要進入好大學」、「想要進入一流企業」等。

我在精神科經常會遇到很多患者來傾吐煩惱，其中不少人的煩惱是：「為什麼我就是無法飛黃騰達呢？」

我反問他：「飛黃騰達之後，你想做什麼？」他們卻無法給出具體答案。「想成為有錢人，擁有私人飛機」也好，「想品嘗頂級葡萄酒」也好，「想投身慈善事業」也好，但如果沒有這類特別的欲望，我認為就沒必要堅持飛黃騰達。

事實上，許多企業家或富豪，他們只是單純喜歡投資、累積財富，並沒有特別想要飛黃騰達。

可是，有人把「飛黃騰達」解讀成「贏家」，並為此而努力；他們以為頭銜更好聽、社會地位更高，就是贏過其他人。這類經常藉由與他人爭輸贏來衡量人生的行為，心理學上稱為「好勝心強」。

然而無論曾經如何風光，一旦退休，頭銜和地位都會消失。

此外，就算年輕時總是「贏」，隨著年紀增長，五十歲過後應該會愈來愈有「輸」的感覺。身體老化、腦功能衰退、荷爾蒙減少等，許多事情逐漸力不從心，身體也開始不聽使喚。在公司的頭銜和職位或許會出現異動，業績也會被後輩或下屬超越。

因此，習慣以輸贏定義自己的人，年紀越大往往越不快樂。

身為高齡精神科醫師，我接觸過形形色色的高齡者，患者之中，社會地位高或富裕的人，卻經常焦慮不安，眉頭深鎖。

相反地，也有人經濟條件一般，卻隨時保持微笑，與他人愉快度過每一天。

看過這麼多案例，我愈來愈相信：「用輸贏來評價自己的人生，根本沒有意義。」

我要再強調一次，幸福是個人主觀感受，**唯有覺得自己幸福的人，才是真**

正的幸福。

比起社會地位、頭銜、金錢、權力，晚年能否幸福的關鍵在於：「能否擁有良好人際關係」、「是否可以活出自我、順應自然」。

精神科醫師無法讓你變有錢，也無法幫你提高社會地位。但我相信，我至少能改變你看待世界的方式，幫助你得到想要的幸福感。

擺脫「理所當然」的思維，「順應自然」而活。

不再與人比較輸贏，而是專注於自己的幸福感。

以這樣的心態迎接人生後半場，才能擁有真正愉快且有意義的生活。請從五十歲起，為自己的幸福踏出第一步！

後記

感謝各位閱讀到本書最後。

擔任精神科醫師多年，我希望大眾能認知到，憂鬱症是超乎一般人想像的痛苦疾病。

不管吃什麼都沒有滋味，無法體會品嘗美食的樂趣；到了晚上好不容易有睡意卻頻頻醒來，再來就無法入睡；明明不是感冒，每天身體卻很倦怠，而且不知何時能夠痊癒——聽過憂鬱症患者諸如此類的主訴後，我非常能理解這種痛苦，甚至不禁這樣想，無論如何，我絕對不想得憂鬱症。

因此，在本書中，除了強調罹患憂鬱症要盡快就醫之外，也根據過去所學及自身經驗，盡可能具體分享如何預防憂鬱症。

希望這些內容對大眾有所幫助，那將是我最大的心願。最後，在結束之前，我想提醒兩件重要的事，希望各位無論如何都要牢記。

第一，這些方法與相關的預防知識，光是「知道」沒有意義，關鍵在於「實踐」，請親自嘗試、付諸執行。本書也反覆強調「試試看才知道」，如果不去嘗試，就無法發揮預防效果。

第二，許多日本讀者性格比較嚴謹，可能會認為「必須把書中的內容全部執行才行」，但其實並不需要這麼勉強自己。就像本書提到的森田療法一樣，從自己能夠做到的部分開始，才是未來生活的基本原則。

先從自己認為能夠做到的部分開始，心理上或許會比較輕鬆，身體狀況也會有所改善。最重要的是，千萬不要責怪自己無法做到。如果一本預防憂鬱症的書，反而讓你產生壓力而導致憂鬱症，那就本末倒置了。

嘗試的過程中，也可能會失敗。如果感到壓力，或產生要盡義務的感覺，或覺得不適合自己，也可以停止並找尋其他方式。

擺脫「凡事都要做到完美」的完美主義，學會「從能做的做起」，養成「試試看才知道」的思維模式，只要做到這些，我相信就能成功「防鬱」了。

總之，如果這本書能幫助你，讓每天的生活變得輕鬆、不再勉強，思考方式也變得更有彈性，那麼，就能充分預防憂鬱症，而個人也會有所成長。

另外，如果最近覺得心情沉重，請隨時翻閱本書，重新整理自己的思緒。這也是我寫這本書的初衷。

如果它能為你的每一天帶來一點輕鬆與活力，那將是我莫大的榮幸。

最後藉此機會，我要向本書辛勤付出的編輯——朝日新書的大場葉子小姐與真田晴美小姐表達深深的感謝。

二〇二四年四月　和田秀樹

國家圖書館出版品預行編目 (CIP) 資料

中年不憂鬱：從思維、生活到行動，精神科醫師的解憂練習，帶你突破低谷，找回幸福的中年之路！/ 和田秀樹著；黃薇嬪譯 . -- 初版 . -- 臺北市：遠流出版事業股份有限公司，2025.06

面；　公分 . --（健康生活館）

ISBN 978-626-418-155-6（平裝）

1.CST: 憂鬱症 2.CST: 生活指導

415.985　　114003621

健康生活館 89

中年不憂鬱

從思維、生活到行動，
精神科醫師的解憂練習，
帶你突破低谷，
找回幸福的中年之路！

50代
うつよけレッスン

作者　和田秀樹
譯者　黃薇嬪

出版四部
總編輯・總監　王秀婷
主編　洪淑暖、李佳姍

發行人　王榮文
出版發行　遠流出版事業股份有限公司
地址　104005 台北市中山北路一段 11 號 13 樓
客服電話　(02) 25710297　傳真：(02) 25710197
劃撥帳號　0189456-1
缺頁或破損的書，請寄回更換

ISBN 978-626-418-155-6
2025 年 6 月 1 日初版一刷
定價　新台幣 380 元

著作權顧問　蕭雄淋律師

封面設計　朱陳毅
內頁排版　薛美惠

遠流博識網
http://www.ylib.com
客服信箱 ylib@ylib.com
FB 遠流粉絲團

50-DAI UTSU-YOKE LESSON
BY HIDEKI WADA

50⁺的全身心健康指南！

科學抗老，健康到老
旅美50載外科醫師教您的31個長壽之道

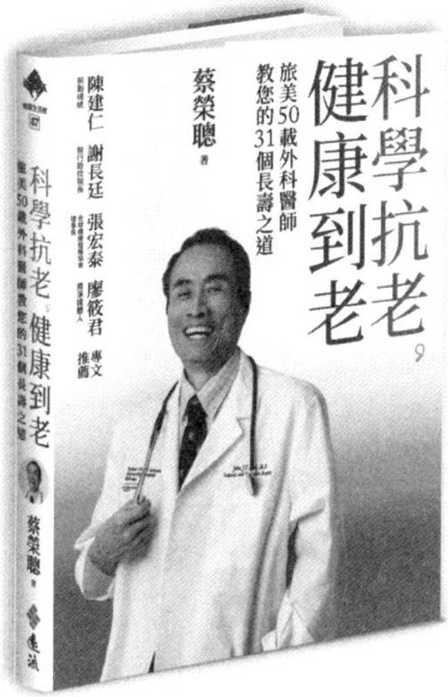

老化不是命運，而是可以對抗的疾病！

作者｜蔡榮聰
規格｜平裝・272頁・定價420元
ISBN｜978-626-418-035-1

旅美五十年的外科醫師蔡榮聰博士，結合最新抗老醫學研究與自身實踐經驗，教你以科學力量重新掌控生命節奏。

- 深入淺出說明醫學知識，一本書掌握幹細胞、基因編輯等最新抗老科學發展
- 透過自我學習與管理，每個人都能成爲自己健康的主人
- 前副總統陳建仁感動推薦

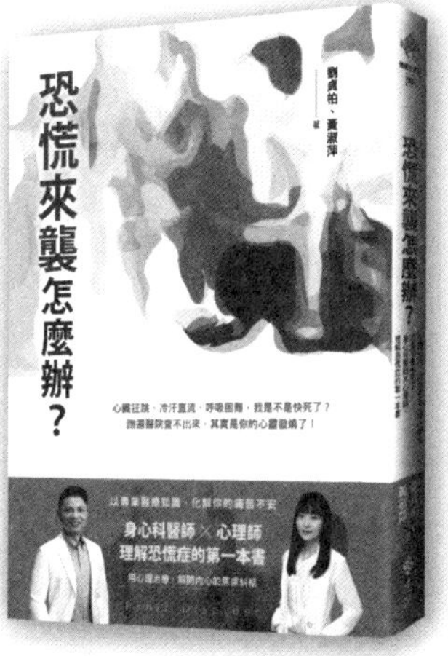

恐慌來襲怎麼辦？
——心臟狂跳、冷汗直流、呼吸困難，我是不是快死了？

當心跳加速、冷汗直流，不是你脆弱，而是恐慌症在呼救。

作者｜劉貞柏醫師、黃淑萍心理師
規格｜平裝・256頁・定價450元
ISBN｜978-626-418-154-9

由資深身心科醫師與心理師攜手撰寫，融合醫學與心理學視角，解讀恐慌症成因、治療與自救策略。

- 恐慌症第一本醫療╳心理完整解析專書
- 搭配呼吸、減敏、認知行爲療法等實用技巧
- 六大眞實案例，深刻觸碰內心糾結與療癒過程
- 幫助患者、家屬與心理健康從業者理解與應對

遠流五十
五感全開

延伸閱讀

遠流五十
五感全開

50+也能精彩出發！

勇敢出發吧！ 行く！
退休後我去日本留學LONG STAY

加起來130歲的白髮夫妻，攜手勇闖日本，
完成年輕時的留學夢！

作者｜呂志興
規格｜彩色‧平裝128頁‧定價380元
ISBN｜978-626-418-050-4

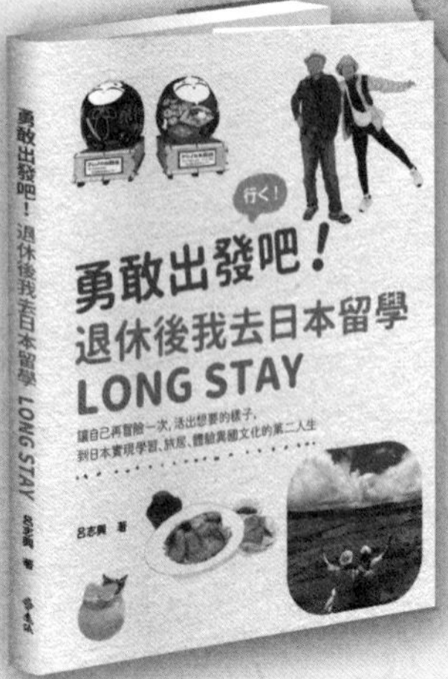

FB社團「台灣老人留學日本」版主呂志興，記錄下180天Long　Stay留學生活，從申請學校、語言學習、生活適應，到自駕旅行、文化體驗，生動分享熟齡勇敢圓夢的精彩故事。

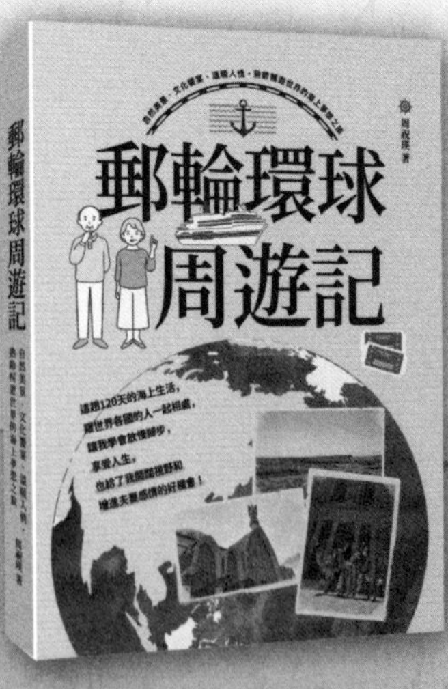

郵輪環球‧周遊記
退休後不只能跟團觀光，您的夢想可以更遠大！

作者｜周祝瑛
規格｜彩色‧平裝‧定價480元
ISBN｜978-626-418-099-3

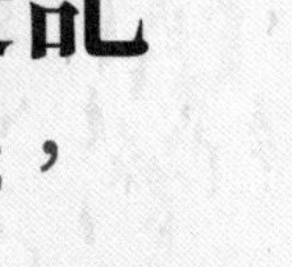

周祝瑛教授帶著72歲慢性病丈夫勇敢啟航，歷時120天、航行26國39港，沿著大航海時代路線，展開南半球爲主的壯麗環球之旅。一路有歡笑、有挑戰。